Sabine Wiesel

Schwindel und Gleichgewichtsstörungen stoppen

Ursachen für Schwindel und Gleichgewichtsstörungen erkennen und erfolgreich behandeln

Der laienverständliche Ratgeber für Betroffene

Schwindel und Gleichgewichtsstörungen stoppen

Ursachen für Schwindel und Gleichgewichtsstörungen erkennen und erfolgreich behandeln

Der laienverständliche Ratgeber für Betroffene

Sabine Wiesel

Taschenbuchausgabe April 2018
1. Auflage 2018
ISBN 9783944523248

Umschlaggestaltung: ersa Verlag
Urheber Umschlagfoto: © kite_rin/ © synto-Fotolia.de
Herstellung: SOL Service GmbH

ersa Verlag UG (haftungsbeschränkt)
Gagzow, Dorfstr.15, 23974 Krusenhagen/Germany

Inhaltsverzeichnis

„Was bringt den Doktor um sein Brot?
a) die Gesundheit, b) der Tod.
Drum hält der Arzt, auf daß er lebe,
Uns zwischen beiden in der Schwebe.

Wer krank ist, wird zur Not sich fassen.
Gilt's, dies und das zu unterlassen.
Doch meistens zeigt er sich immun,
Heißt es, dagegen was zu tun.
Er wählt den Weg meist, den bequemen,
Was ein- statt was zu unternehmen!"

Eugen Roth

Vorwort

Jeder kennt ihn – Schwindel, der aus dem Nichts das Leben mal eben für einen kurzen Moment aus dem Gleichgewicht befördert. Vielleicht, weil man einfach zu schnell vom Stuhl aufgestanden ist, zu viel Alkohol getrunken oder Medikamente nicht vertragen hat. Aber vielleicht auch nur, weil der Kreislauf ein bisschen Achterbahn gefahren ist. Gründe für Schwindel gibt es viele und meistens verbirgt sich hinter dem Schwindel tatsächlich nichts Schlimmes. So verschwindet er meistens so schnell wie er gekommen ist.

Aber Schwindel kann auch anders. Er kann lästig und immer wiederkehrend sein und auch auf eine schwere Erkrankung hinweisen. So manches Mal ist er dann sogar das einzige überhaupt auftretende Symptom, was ihn als Notfall klassifiziert und sofortiges Handeln durch einen Arzt erfordert, um Folgeschäden zu vermeiden. Am meisten gepeinigt durch Schwindelattacken fühlen sich diejenigen, die regelmäßig davon heimgesucht werden. Man geht davon aus, dass hiervon über 2 Millionen Menschen allein in Deutschland betroffen sind. Das macht Schwindel neben Kopf- und Rückenschmerzen zu den häufigsten Beschwerden in deutschen Arztpraxen. Was tun, wenn Schwindel zu einer richtigen Plage und zum täglichen Begleiter wird? Wenn der Arzt schon sein übliches Repertoire abgespult hat und die Ursache für den Schwindel noch immer nicht gefunden wurde?

Hierzu muss man wissen, dass Schwindel nicht gleich Schwindel ist. Es gibt so viele unterschiedliche Arten und Ursachen, dass es tatsächlich äußerst schwierig sein kann, Licht ins Dunkel zu bringen. Das hat fatale Folgen, denn so lange keine Klarheit besteht, ist eine erfolgreiche Therapie reine Glückssache. Doch jeder ist seines Glückes Schmied – das trifft so manches Mal auch auf die Gesundheit zu. Denn zweifelsohne ist immer derjenige im Vorteil, der gut informiert ist. Dieses Buch wird Ihnen dabei helfen, sich einen allumfassenden Überblick über alle Dinge zu verschaffen, die mit Schwindel in Verbindung stehen. Es erklärt all die unterschiedlichen Schwindelarten und Diagnoseverfahren. Aber auch die Therapiemöglichkeiten werden eingehend erklärt und beleuchtet. Dabei werden auch unkonventionelle Ursachen und Therapiemöglichkeiten vorgestellt, die womöglich bisher noch keine Rolle in Ihrer „Schwindelkarriere" gespielt haben. Denn Tatsache ist, nur wenn Sie Ihrem Schwindel wirklich auf den Grund gehen und die wirkliche Ursache herausfinden, haben Sie die besten Aussichten auf eine erfolgreiche und nachhaltige Behandlung.

Damit Sie selbst etwas aktiv gegen den Schwindel unternehmen können, erhalten Sie auch zahlreiche praktische Tipps und Anleitungen mit zahlreichen Übungen für das Gleichgewicht. Denn so können Sie direkt und bewusst an der Behandlung teilhaben und den Erfolg maßgeblich unterstützen. Denn eines ist auch klar – man kann selbst eine ganze Menge dazu beitragen, um den Schwindel zu lindern, und das sind nicht nur körperliche Übungen, sondern auch bestimmte Anpassungen der Lebensgewohnheiten.

Nutzen Sie die in diesem Buch vorgestellten wertvollen Informationen, damit Sie wieder geradlinig und ohne Schwindel durch den Alltag gehen können. Bringen Sie mit diesem Wissen Ihre Welt sicher ins Gleichgewicht zurück. Denn Schwindel ist nicht nur unangenehm und lästig, sondern auch ziemlich gefährlich, wenn er zu unpassenden Momenten, wie z. B. während einer Autofahrt, auftritt.

Profitieren Sie außerdem von den vielen Tipps aus der Sicht von Betroffenen und aus der Naturheilkunde. Nutzen Sie diesen leicht verständlichen Ratgeber, der nur eines sein soll – eine wirklich wertvolle Hilfe zur Selbsthilfe für ein Leben im Gleichgewicht.

Ihre Sabine Wiesel

Was ist Schwindel?

Schwindel wird in der medizinischen Fachsprache als *Vertigo* bezeichnet und ist eines der häufigsten Krankheitsbilder bei Erwachsenen.
Schwindel zählt nicht als eine eigenständige Erkrankung, sondern wird vielmehr sehr häufig als eine Begleiterscheinung anderer Haupterkrankungen festgestellt.

Doch was ist Schwindel?

Schwindel lässt sich am besten als eine *„Unsicherheit im dreidimensionalen Raum"* beschreiben. Das am meisten auftretende Schwindelsymptom ist, dass der Betroffene eine verzerrte Wahrnehmung des umgebenden Raums erfährt und diese als äußerst unangenehm empfindet. Er verliert dabei die Orientierung im Raum und hat das Gefühl, als würde die Erde schwanken oder sich drehen – ähnlich einem Erdbeben. Schwindel ist ein Hinweis des Gehirns darauf, dass eine Störung im Gleichgewichtssystem vorliegt. Während das Gleichgewichtssystem durch verschiedene Reize jederzeit für kurze Momente irritiert werden kann, wie durch eine stürmische See- oder Karussellfahrt, kann das Gleichgewicht auch durch verschiedene Erkrankungen gestört werden.

Dies wird begleitet von einem Gefühl der allgemeinen Unsicherheit und Benommenheit. Bei Unsicherheiten im Raum, die von dem Gefühl, keinen klaren Kopf mehr zu haben, begleitet werden, treffen viele Gefühle aufeinander. Dazu zählen Gefühle des Schwankens oder Wackelns, und mitunter gehen diese mit einem Gefühl der Übelkeit einher. Abhängig von der jeweiligen Schwindelform haben Betroffene den Eindruck, als drehe sich die ganze Umgebung oder alles würde schwanken wie auf einem Schiff. Andere wiederum fühlen so, als ob sie nach vorn oder zur Seite kippen oder gar nach unten gezogen würden. Oft verwenden Patienten zur Beschreibung ihres Schwindelgefühls Aussagen, wie sie gingen wie auf Wolken oder Watte.

Das besonders Gefährliche am Schwindel ist die mit ihm einhergehende Sturzgefahr. Schon so einige Schwindelattacken gipfelten mit einem Gipsbein im Krankenhaus. Außerdem kann lang anhaltender Schwindel zu einer Schädigung des Tiefenwahrnehmungssystems führen.

Wie entsteht Schwindel?

Obwohl es sehr unterschiedliche Varianten des Schwindels gibt, liegt immer der gleiche Entstehungsmechanismus zugrunde. Dieser besteht darin, dass durch Bewegungen die jeweiligen Sensoren im Körper gereizt werden, die für die Rückmeldung an das Bewusstsein von Positionen und ihren Veränderungen im Raum zuständig sind. Im Körper arbeiten diverse Sinnesorgane und Sinneseindrücke zusammen, um die Umwelt korrekt wahrzunehmen und das Gleichgewicht zu halten. Zum einen muss mit den Augen die Umwelt erst einmal wahrgenommen werden. Geschieht das nicht hundertprozentig korrekt, wird eine erste Bedingung zur Entstehung von Schwindel erfüllt. Auch die Art und Weise der Augenbewegungen spielt bei der Diagnose für Schwindel eine wichtige Rolle. Nimmt der Schwindelpatient die eigene Umgebung nicht richtig oder gar verschwommen oder in Bewegung war, verhalten sich seine Augen ganz anders, als bei gesunden Menschen, da sie einen Halt suchen.

Im Ohr befinden sich kleinste Knöchelchen, die als so genannter *Vestibularapparat* bezeichnet werden. Dieser ist als ein Teil des Innenohrs beidseitig im Felsenbein angesiedelt und sorgt für die Regulation des Gleichgewichts.

Funktioniert dieser Gleichgewichtsapparat nicht mehr exakt, kann es zu falschen Wahrnehmungen in der Umgebung kommen. Die Bogengänge des vestibularen Systems sind mit einer Flüssigkeit gefüllt. Außerdem befinden sich Tausende von Sinneszellen mit extrem feinen Haaren in den Bogengängen. Durch eine Bewegung des Kopfes kommt gleichzeitig auch die Flüssigkeit in den Bogengängen in Bewegung. So können mit Hilfe des Gleichgewichtssinns Bewegungen von Kopf und Körper im Gehirn erfasst werden. Nebenbei beeinflusst das vestibulare System auch andere Körperfunktionen, wie unter anderem die Höhe des Blutdrucks. Bei einer Störung dieses Gleichgewichtsapparates kann es auch zu Übelkeit und Erbrechen kommen.

Mit Hilfe des vestibularen Systems und der Augen wird auch die Wahrnehmung der Tiefe reguliert. Die Tiefenwahrnehmung wird auch *Kinästhesiesinn* oder *Tiefensensibilität* genannt. Weitere medizinische Begriffe sind *propriozeptive Reizübermittlung* oder *Propriozeption* oder einfach *Körpergefühl*. Ist dieser dritte Sinn, die Tiefenwahrnehmung, gestört, kann ebenfalls ein Schwindelgefühl auftreten.

Weitere Auslöser für Schwindel sind die Rezeptoren. Diese geben Auskunft über unsere Muskeln und Gelenke. Das funktioniert ähnlich wie beim Tastsinn. Allerdings werden der Druck und die Spannung unseres propriozeptiven Systems nicht über die Hautoberfläche, sondern viel weiter innen im Körper erfasst.

Informationen über Muskelspannungen, Muskellänge und die Stellung der Gelenke oder Gelenkbewegungen werden durch spezielle Rezeptoren an unser Gehirn weitergegeben. Dort werden diese Impulse verarbeitet. Das heißt, über die Tiefenwahrnehmung erhält unser Gehirn die notwendigen Informationen, in welcher Lage und in welchem Spannungsmodus sich unser Körper befindet. Funktioniert die Tiefenwahrnehmung nicht einwandfrei, sind wir nicht in der Lage zu erkennen, ob wir gerade entspannt sind oder unser Körper sich anspannt und beispielsweise etwas festhält. Es wäre nicht einmal möglich, ohne Tiefenwahrnehmung zu sagen, ob wir gerade stehen oder auf einem Stuhl sitzen oder im Bett liegen.

Das zusammen bedeutet, dass es für eine richtige und zuverlässige Orientierung im Raum unabdingbar ist, dass diese drei Systeme von Sinnesorganen perfekt zusammenspielen. Beeinträchtigungen von Augen, Gleichgewichtssinn und Tiefenwahrnehmung sind die entscheidenden Indikatoren für die Entstehung von Schwindel. Denn dieser tritt auf, wenn die Übermittlung der notwendigen Informationen zwischen den Systemen sowohl inhaltlich, als auch zeitlich gestört ist. Verzögerte Informationsübermittlung kann genauso starke Konsequenzen haben wie falsche Informationen der Wahrnehmung. Alle Sinnesorgane müssen somit perfekt miteinander kommunizieren und ineinander greifen. Ist das nicht der Fall, können Störungen auftreten in Form einer fehlerhaften Reizaufnahme im Gleichgewichtsorgan, der Störung der Reizverarbeitung im Gehirn, sowie diversen Sehstörungen oder sogar psychischen Störungen. Damit keine gravierenden Schwindelgefühle auftreten, müssen mindestens zwei der drei sensorischen Systeme gut funktionieren. Wenn man beispielsweise die Augen schließt, ist man dank des Innenohres und der sensorischen Nerven trotzdem noch in der Lage, aufrecht zu stehen. Wenn das zentrale Nervensystem die Signale allerdings nicht verarbeiten kann, kommt es zum Verlust des Gleichgewichts und somit zum Schwindel. Dabei muss Schwindel nicht immer direkt eine Krankheit sein. Denn eine Störung des Zusammenwirkens der drei Gleichgewichtssysteme Auge-Gleichgewichtsapparat-Tiefenwahrnehmung kann auch durch alltägliche Erscheinungen ausgelöst werden. Ein gutes Beispiel für plötzliches Schwindelaufkommen ist die Situation im Fahrstuhl. Mit unserem Wahrnehmungssystem nehmen wir einen feststehenden Raum wahr, wenn wir uns in einem Fahrstuhl befinden.

Unsere Tiefenwahrnehmung erkennt aber in unseren Muskeln und Gelenken einen erhöhten Druck, die das Gehirn als Bewegung interpretiert. So erhält das Gehirn von Augen und Tiefenwahrnehmung zwei unterschiedliche Reize, die dort natürlich auf verschiedene Weise interpretiert werden. Durch diese unterschiedliche Interpretation kann es zu einem Schwindelgefühl kommen. Vor allem beim Fallen des Fahrstuhls tritt dieses Phänomen auf. Da es so weit verbreitet ist, bekam es einen eigenen Namen und wird häufig „Fahrstuhlgefühl" oder „Liftschwindel" genannt.

Ein ebenso häufig auftretendes Gefühl ist das Schwindelgefühl als Beifahrer im Auto – entweder einfach während der Fahrt oder bei gleichzeitigem Lesen. Hier passiert Ähnliches wie im Fahrstuhl. Im Innenraum des Autos wird von den Augen keine Bewegung festgestellt. Auch beim Lesen wird der Text des Buches als konstant wahrgenommen.

Durch die Bewegung des Autos wird jedoch durch die Tiefenwahrnehmung ein Druck auf Muskeln und Gelenke wahrgenommen. Wieder erhält das Gehirn zwei unterschiedliche Informationen, die es nicht in Einklang bringen kann. In diesem Beispiel kommt es neben Schwindelgefühlen auch häufig zu Übelkeit, da die Differenz der Wahrnehmung sehr deutlich ist und zudem häufig recht lange andauert. Selbstverständlich kann diese Art von Schwindel und Übelkeit auch in anderen Fahrzeugen wie Zug oder Flugzeug vorkommen. Im Zug tritt Schwindel auch oftmals auf, wenn ein Zug, der gerade ebenfalls am Nebengleis hält, plötzlich langsam losfährt, da man hier zuerst denkt, der eigene Zug würde sich bewegen. Doch hier nimmt das Auge eine Bewegung vor, die Tiefenwahrnehmung kann allerdings keine Veränderung feststellen. Hier tritt aber nur sehr kurzzeitig ein leichtes Schwindelgefühl auf.

Das wohl bekannteste Beispiel für Schwindel ist die Seekrankheit. Während sich das Gleichgewichtsorgan in einer geraden Position fühlt, bemerkt der Sehsinn allerdings Schwankungen durch die Wasserbewegung. Denn das Schiff neigt sich durch die Wellenbewegung nach links und dann wieder nach rechts oder nach vorne und hinten. Auch durch das Tiefenwahrnehmungssystem wird dem Gehirn Bewegung gemeldet, da ja durch die Wellen ebenfalls ein Druck auf Gelenke und Muskeln entsteht, der sich simultan mit der Bewegung des Schiffs verändert. Wieder passen die Informationen der Sinnesorgane an das Gehirn nicht zusammen, und das führt zu Schwindelgefühl. Bei Seekrankheit wird der Schwindel sehr häufig von starker Übelkeit und sogar Erbrechen begleitet.

Ein etwas anderes Beispiel für alltäglich ausgelösten Schwindel ist der so genannte *Höhenschwindel*, der entsteht, wenn man aus sehr großer Höhe nach unten schaut. Dabei können die Augen keinen festen Punkt fixieren, nach dem sie Ihre Wahrnehmung einstellen. Das Fixieren eines festen Punktes ist normalerweise ein automatischer Prozess. So gleicht das Auge relativ leichte Schwankungen des Körpers, die zum Beispiel beim Laufen oder Stehen entstehen, aus. Dadurch, dass in der Höhe kein fester Punkt ausgemacht werden kann, ist das Auge nicht in der Lage, ein festes Bild zu erzeugen. So wird der eigene Körper als schwankend erlebt. Folglich entsteht Schwindel. Dieser Höhenschwindel kann meistens durch Übung beziehungsweise langsames Gewöhnen vermindert werden.

Die häufigsten Schwindelarten

Schwindel ist nicht gleich Schwindel! Das zeigt sich schon allein an der Schwindeldauer, denn einige Betroffene leiden stundenlang und wiederkehrend, während andere nur wenige Sekunden geplagt sind. Zurückgeführt wird dies meist auf den jeweiligen Auslöser, der für die Attacken verantwortlich ist. Manchmal sind es ganz bestimmte Situationen und körperliche Belastungen, aber es kann auch eine einzelne Bewegung sein, die zum Schwindel führt. Während bei vielen schwindelgeplagten Menschen die Attacken nur kurzzeitige Begleiter sind, kann der Schwindel bei einigen Betroffenen chronisch werden. Zur besonderen Herausforderung wird es, wenn ein Dauerschwindel für monatelange Beschwerden sorgt. Es gibt also zahlreiche Arten und Formen von Schwindelerkrankungen, von denen sich einige jedoch überschneiden. Damit die jeweilige Form des Schwindels festgestellt werden kann, sind eine genaue Befragung des Patienten und sorgfältiges Zuhören auf Seiten des Arztes erforderlich. Die richtige Einordnung des Schwindels ist wichtig, damit die Ursache herausgefunden wird, um anschließend die richtige Behandlungsmethode festlegen zu können.

Asystematischer Schwindel

Neben systematischem Schwindel gibt es auch die Erscheinungsform des *asystematischen Schwindels.* Bei dieser Form der Schwindelerkrankung werden äußere Reize inhaltlich nicht korrekt ans Gehirn übermittelt. Die Ursache liegt dieses Mal nicht in den Sinnesorganen bzw. -systemen und deren Zusammenspiel, sondern im Gehirn selbst. Peripherische Sinneseindrücke in der Übermittlung der Reize werden nur gestört übermittelt. Diese Art des Schwindels wird daher auch häufig als *diffuser Schwindel* oder als *Hirnschwindel* benannt. Die typische Symptomatik liegt hier auch etwas anders als beim systematischen Schwindel. So hat der Erkrankte häufig das Gefühl, recht unsicher zu gehen oder zu laufen. Auch beim Stehen fühlt er sich wackelig auf den Beinen. Das für den Schwindel so typische Schwarzwerden vor den Augen ist das primäre Symptom des asystematischen Schwindels, begleitet von einem Taumelgefühl.

Die Ursachen für asystematischen Schwindel sind vielfältig. Das kann sowohl eine Schädigung des Gleichgewichtsorgans auf beiden Seiten sein, als auch ein Akkustikneuriom oder diverse Hirnstammsyndrome, die von Durchblutungsstörungen hervorgerufen werden. In schlimmen Fällen kann es zu Schädigungen des Hirnstamms als auch zu einem Schlaganfall, einem Hirntumor oder einer Enzephalitis kommen.

Benigner paroxysmaler Lagerungsschwindel (BPLS)

Der *benigne Lagerungsschwindel* wird auch als *gutartiger Lagerungsschwindel* bezeichnet und ist einer der häufigsten Gründe für Schwindelgefühle. Diese Schwindelform gilt als äußerst unangenehm, aber harmlos. Grundlage ist die Erkrankung des Gleichgewichtsorgans, bei der es zu Ablösungen von kleinen Kristallen kommt. Das neben dem Ohr befindliche Felsenbein besteht aus drei Bogengängen, die jeweils eine gallertartige Flüssigkeit enthalten.

Beim Lagerungsschwindel werden kleine Partikel in den Bogengängen abgelagert, was zu einer mittleren bis starken Trägheit der Flüssigkeit in diesen Bogengängen führt. Dieser Prozess findet nur auf einer Seite statt. Daher stimmen nun die Informationen, die die beiden Bogengänge der Gleichgewichtsorgane links und rechts an das Gehirn weitergeben, wenn der erkrankte Mensch sich im Liegen bewegt, nicht mehr überein. Als Folge wird es dem Patienten schwindelig. Außerdem kann es beim zentralen Lagerungsschwindel auch zu einer deutlich merklichen Veränderung der Augenbewegung kommen.

Dabei beginnen die Augen zu zittern, was häufig bei Veränderungen der Position des Kopfes vorkommt.

Der Grund hierfür liegt in einem Defekt im Endkern der Gleichgewichtsnerven, die sich im Gehirn befinden. Generell ist das Auftreten von Augenzittern eine natürliche Reaktion, um eine Stabilisierung des Kopfes bei Bewegungen herbeizuführen. Dennoch kann dieses Phänomen zu Schwindel führen.

Das Risiko für die Entstehung eines Lagerungsschwindels nimmt zu, wenn Entzündungen im Innenohr vorliegen, eine Operation am Innenohr stattfand, ein Schädelhirntrauma oder Migräne besteht. Auch Patienten mit *Morbus Menière* tragen ein erhöhtes Risiko für die Bildung von Lagerungsschwindel. Das Schwindelgefühl kommt dann auf, wenn der Körper aus einer liegenden in eine sitzende oder stehende Position gebracht wird. Aber auch beim Hinlegen oder Drehen des Kopfes kann es zu spontanen Schwindelattacken kommen.

Manchmal reicht schon das einfache Herunter- oder Heraufschauen für das Auslösen des Schwindels. Der Schwindelanfall ist dabei zeitlich immer sehr begrenzt und dauert in der Regel nur wenige Sekunden an. Als Folge entwickeln einige Patienten regelrechte Vermeidungsstrategien, damit derartige Schwindelattacken nicht wieder auftreten. Der Lagerungsschwindel dauert meistens nur einige Tage oder Wochen an und kann sich auch ohne eine Therapie wieder zurückbilden. Nur vereinzelt kommt es zu längeren Erkrankungen, die sich über mehrere Monate oder sogar Jahre hinweg zeigen.

In diesen Fällen sollte unbedingt ein Therapeut kontaktiert werden. Oftmals kann der Arzt mit einer bestimmten Reihenfolge gezielter Bewegungen die gelösten Kristalle aus dem Bogengang wieder heraus befördern und dadurch die Schwindelattacken beseitigen.

Für den Lagerungsschwindel gibt es einige typische Anzeichen wie z. B.:

- die Schwindelanfälle dauern bis zu drei Minuten an
- eine Lageveränderung führt oft zur Linderung des Schwindels
- schwindelauslösend ist häufig eine Kopfdrehung nach rechts
- die Schwindelattacken halten mehrere Wochen an

Benommenheitsschwindel

Benommenheitsschwindel wird häufig bei Patienten mit Blutzuckerstörungen beobachtet. Vornehmlich sind dies Diabetiker, bei denen sich eine Überzuckerung in Form eines Benommenheitsschwindels ankündigt. Dieser wird dann oft durch Übelkeit, Gleichgewichtsstörungen und ein ausgeprägtes Schwächegefühl begleitet.

Dauerschwindel

Er beginnt ganz plötzlich und hält dann mehrere Tage oder sogar Monate lang an. Die Intensität variiert, sodass es auch mal zu schwächer ausgeprägten Phasen kommt. Der Schwindel verstärkt sich oftmals bei bestimmten Kopfbewegungen.
Als Ursache wird meistens ein Ausfall des Gleichgewichtsorgans auf einer Seite festgestellt, ausgelöst durch Infektionen oder Durchblutungsstörungen. Auch bei Mittelohrentzündungen, Verletzungen an der Schädelbasis und bei der Seekrankheit kann es zu Dauerschwindel kommen. Außerdem entsteht Dauerschwindel häufig auch dann, wenn bei einem Patienten das Nervensystem betroffen ist.

Drehschwindel

Der Drehschwindel wird als eine der unangenehmsten und auch gefährlichsten Schwindelformen gesehen. Da er häufig als Vorbote eines Schlaganfalls gilt, sollten Personen, die einen Drehschwindel zum ersten Mal erleben, am besten direkt zum Arzt gehen. Bei einem Drehschwindel haben viele Patienten das Gefühl, dass sich die Welt um sie herum dreht. Doch zeigt sich bei genauerer Betrachtung, dass dieses Gefühl nicht dem Gefühl eines Vollrausches oder einer turbulenten Karussellfahrt entspricht. Fast immer liegt bei dieser Form des Schwindels auch Übelkeit vor. Mitunter kommt es zum Erbrechen. Wenn der Drehschwindel in Verbindung mit Sehstörungen, Kopfschmerzen und Druckgefühl in den Augen auftritt, können diese Symptome Hinweise auf ein Augenproblem sein. Dabei kommt es zu verschwommenem Sehen und Doppeltsehen. Diese augenbedingte Form des Schwindels bezeichnet man auch als *okulären Schwindel*. Eine derartige Schwindelart kann durch eine falsch eingestellte Brille, einen erhöhten Augeninnendruck oder eine Augenmuskellähmung entstehen. Auch weitere, jedoch seltenere Augenerkrankungen, können der Grund für einen Drehschwindel sein.

Bei Dreschwindel tritt in der Regel immer Übelkeit als Begleitsymptom auf. Ist dies nicht der Fall, so spricht man nicht von einem „echten" Drehschwindel. Wer übrigens zu tief ins Glas schaut, erlebt auch häufig Drehschwindel, der in diesem Fall durch Alkohol ausgelöst wird.

Gangunsicherheit

Eine Gangunsicherheit, die bei klarem Kopf auftritt, zeigt sich häufig bei Personen, die an einer gestörten Tiefenwahrnehmung leiden. Die Tatsache, dass hier ein klarer Kopf erhalten bleibt, macht die Diagnose sehr leicht.

Liftschwindel

Hierbei hat man das Gefühl, als würde man wie in einem Fahrstuhl nach unten gezogen.

Sekundenschwindel

Der Begriff *Sekundenschwindel* bezeichnet nur sehr kurz andauernde Unsicherheiten im Raum, die oft mit dem Gefühl einer drohenden Ohnmacht einhergehen. Mitunter zeigt sich das Gefühl von Rhythmus-Störungen. Auffällig ist, dass sich bei dieser Art des Schwindels eine deutliche Abhängigkeit davon zeigt, wie man im Raum gelagert ist. Man spricht hier von der so genannten *Lagerungsabhängigkeit*.

Schwankschwindel

Bei einem Schwankschwindel glaubt der Patient, der Boden unter seinen Füßen schwanke. Er hat das Gefühl, als schwanke die ganze Umgebung.

Systematischer Schwindel

Eine sehr häufige Form ist der *systematische Schwindel*. Diesen Namen trägt er, weil er aufgrund eines Fehlers im System des Körpers auftritt. Da in diesem Fall eine Störung des Gleichgewichtssystems im Ohr für den Schwindel verantwortlich ist, wird diese Form der Erkrankung auch als *Vestibularisschwindel, Ohrschwindel* oder *labyrinther Schwindel* bezeichnet. Dabei nimmt der Patient einen Drehschwindel wahr, sodass er denkt, seine Umwelt drehe sich um seinen Körper. Weiter tritt ein Schwankschwindel auf, der den Patienten glauben lässt, der Boden unter seinen Füßen schwanke. Der Erkrankte fühlt sich auch, als würde er geschoben oder sinke nach unten.

Abhängig von der Dauer des Schwindels kann zwischen *Anfallschwindel* und *Dauerschwindel* unterschieden werden. Systematischer Schwindel muss keine alleinstehende Erkrankung sein. Er kann auch als Symptom mit anderen Krankheitsbildern einhergehen. Dazu gehört an oberster Stelle die weit verbreitete *Menière-Krankheit*. Hier ist das Innenohr erkrankt, was zu Anfallschwindel, aber auch Tinnitus oder Schwerhörigkeit führen kann. Auch bei der bakteriellen Infektion des Innenohrs geht Schwindel mit Übelkeit, Tinnitus und Schwerhörigkeit einher.

Menière-Krankheit

Die *Menière-Krankheit* oder *Morbus Menière* ist eine Erkrankung des Innenohrs, die mit Drehschwindel einhergeht. Andere Symptome sind ein starkes Druckgefühl im Ohr, Erbrechen und Schwerhörigkeit. Die Krankheit tritt oftmals nur an einem Ohr auf, in dem sich vermehrt Flüssigkeit bildet. Der französische Arzt Prosper Menière entdeckte dieses Krankheitsbild bereits im 19. Jahrhundert. Seitdem wird sie kontinuierlich erforscht und nach Heilmethoden gesucht.

Trotz der langjährigen Forschungen ist bisher über die Ursachen kaum etwas bekannt. Man geht von einer Zellstörung aus, die eventuell von Stress oder einer anderen starken Belastung des Immunsystems verursacht wird. Auch Kreislaufstörungen können für die verstärkte Produktion der Gewebeflüssigkeit verantwortlich sein. Die Krankheit tritt plötzlich auf.

Es gibt keine Vorzeichen, an denen man das Auftreten im Vornherein erkennen könnte. Die Anfälle des Drehschwindels dauern über einen Zeitraum zwischen wenigen Minuten und mehreren Stunden an. Sie können auch nachts auftreten. In besonders schwerwiegenden Fällen von Morbus Menière kann der Patient nicht mehr allein stehen. Nach einem Schwindelanfall sind die Betroffenen sehr häufig extrem erschöpft.

Bei Betroffenen der Menière-Krankheit kommt es oftmals zu Teufelskreisen, da die Angst vor Schwindelanfällen diese in manchen Fällen auch bedingen. Ebenfalls können sich Folgekrankheiten daraus entwickeln, wie beispielsweise Depressionen. Leider konnte trotz vielfach durchgeführter Forschungsstudien bisher noch kein geeignetes Medikament entwickelt werden, das Morbus Menière zuverlässig behandelt. Lediglich werden Medikamente, die die Symptome während der Einnahme lindern oder im besten Fall auch verschwinden lassen, verschrieben. Meistens werden auch Medikamente gegen Übelkeit oder Erbrechen verabreicht.

Darüber hinaus haben sich auch durchblutungsfördernde Mittel als hilfreich erwiesen. Der Druck im Innenohr, der das Gleichgewichtsorgan durcheinander bringt, kann bei vielen Patienten mit einem Antibiotikum behandelt werden. Eine der Nebenwirkungen ist fatalerweise die Möglichkeit eines bleibenden Hörverlustes. Die meisten Ärzte raten von einer Operation ab. Diese wird als radikal empfunden und kommt nur in besonders schweren Krankheitsfällen in Betracht. Hier besteht eine Möglichkeit darin, das Gleichgewichtsorgan zu zerstören.

Die Risiken und Nebenwirkungen sind jedoch hoch, denn sie führen mitunter bis zur Taubheit. Daher darf diese Methode nie der erste Schritt sein. Erst wenn die medikamentöse Behandlung langfristig erfolglos bleibt, sollte man eine Operation in Erwägung ziehen.

Visueller Schwindel

Ist das Sehorgan erkrankt, kann es zu *visuellem Schwindel* kommen. Die Erkrankung liegt dann direkt im Augenbereich. Es treten Sehstörungen auf, die den Schwindel hervorrufen. Diese Sehstörungen können durch eine Augenmuskellähmung, latentes Schielen, latente Weitsichtigkeit oder andere Sehstörungen hervorgerufen werden. Es wird vermutet, dass das Gehirn eine Diskrepanz zwischen Körperbewegung und Sehen wahrnimmt und dies der Auslöser für den Schwindel ist.

Zentraler Lageschwindel

Der *zentrale Lageschwindel* darf nicht mit dem *Lagerungsschwindel* verwechselt werden. Denn bei dieser Schwindelform ist nicht das Gleichgewichtsorgan erkrankt, sondern das Gleichgewichtszentrum im Kleinhirn oder Hirnstamm. Es ist zwar eine vergleichsweise seltene Schwindelform, aber ein Arztbesuch ist in diesen Fällen unbedingt erforderlich. Denn die Ursachen für den zentralen Lageschwindel können auf sehr ernsthafte Erkrankungen zurückzuführen sein wie u. a. auf Multiple Sklerose, einen Hirninfarkt oder Tumor.

Die häufigsten Krankheiten und Ursachen von A - Z hinter dem Schwindel

Addison-Krankheit

Die Addison-Krankheit wird auch als *Morbus Addison* bezeichnet und entsteht, wenn die Nebennieren nicht ausreichend Cortisol produzieren. Cortisol ist ein natürlich vorkommendes Steroid, das der Körper für Stressreaktionen benötigt und in der Regel in ausreichender Menge selbst produziert. Geschieht dies nicht, kann es zu Schwindel, Benommenheit, Müdigkeit sowie niedrigem Blutdruck und Blutzuckerspiegel kommen.

Angststörung

Bei Patienten, die an einer Angststörung leiden, zeigt sich Schwindel oft in den verschiedensten Varianten. So kann es sowohl zu vereinzelten und nur kurz andauernden Schwindelanfällen, als auch zu Dauerschwindel kommen. Dabei tritt der Dauerschwindel oftmals nicht in einer stabilen Ausprägung auf, sondern kann hinsichtlich seiner Intensität wellenförmig zu- und abnehmen. Zusätzlich zu den Symptomen des Schwindels zeigen sich bei den Betroffenen noch andere Symptome psychischer Natur. Dazu zählen eine ständige Anspannung und Nervosität, sowie eine über eine lange Zeit andauernde (oft irrationale) Angst, darunter vor allem Angst vor der Zukunft. Daneben zeigen sich psychomotorische Unruhe, sowie Ein- und Durchschlafstörungen.

Oftmals werden vom Patienten Ängste beklagt, die ihn durch den Schwindel ergreifen können. An oberster Stelle steht hier die Angst, dass in solchen Situationen etwas Schlimmes geschehen könnte, was die Betroffenen nicht beeinflussen können. Begleitet werden diese Schwindelanfälle oft von Vorahnungen unheilvoller Natur.

Diese Art des Schwindels tritt normalerweise unvorhergesehen auf. Besonders bei wiederholtem Auftreten kann das bei dem Patienten ein Gefühl der Hilflosigkeit und des Ausgeliefertseins auslösen oder verstärken. In der Folge tritt oft eine so genannte Erwartungsangst ein, die zu einem an eine Phobie grenzenden Vermeidungsverhalten führen kann. Im schlimmsten Fall kommt es zu einem totalen sozialen Rückzug.

Der bekannte Psychoanalytiker Sigmund Freud behauptete seinerzeit, dass der Schwindel der körperliche Ausdruck eines seelischen Konfliktes sei. Bis heute ist nicht geklärt, ob diese Vermutung als zutreffend zu betrachten ist, oder ob es zielführender ist, den Schwindel als eine funktionelle Störung zu sehen, bei der es um eine körperliche Reaktion auf eine belastende Situation geht. Tiefenpsychologisch gesehen ist der körperliche Ausdruck, die Somatisierung, von als gefährlich empfundenen Gefühlen, den Affekten, als Schutzmaßnahme durchaus denkbar. Das sich am Körper zeigende Symptom ersetzt dabei sozusagen das als gefährlich eingestufte Gefühl. Man spricht in der Psychologie von einem *Affektäquivalent*. Der Schwindel wird hierbei als ein Abwehrmechanismus verstanden, durch den es möglich wird, starke Gefühle, z.B. der Angst oder der Schuld, durch Symptome des Körpers auszudrücken, sodass die Psyche unbeschadet bleibt. Der direkte Zusammenhang zwischen dem körperlichen Symptom und dem eigentlichen Konflikt ist in der Regel nicht mehr wahrnehmbar, so dass es zur Ursachenfindung einer genauen psychologischen Analyse bedarf. Obwohl dies vor allem kurzfristig zu einer Entlastung des psychischen Systems führt, ist diese Art der Konfliktbewältigung dennoch als nicht optimaler Versuch einer Stabilisierung zu werten. Dies ist besonders auch deswegen der Fall, weil diese Form des Konfliktmanagements mitunter zu erheblichen Einschränkungen im Berufs- und Alltagsleben führt. Der Blick für wirklich konstruktive Lösungsmöglichkeiten bleibt in der Regel versperrt. Besonders nachteilig wirkt sich auch aus, dass diese Art des Schwindels sehr schwer zu behandeln ist. Da er nicht aufgrund organischer Probleme auftritt, sondern die Folge eines Lernprozesses ist und es oft im Zuge der Behandlung zu einer Legitimation der Erkrankung und damit zu einer Hingabe zu den Versorgungswünschen kommt, kann es zu einer Verstärkung des Symptoms Schwindel kommen. Dieser Schwindel setzt sich quasi fest und kann nur unter großen Schwierigkeiten wieder behoben werden.

Arteriosklerose der Hirngefäße

Bei der *Arteriosklerose* handelt es sich um eine Erkrankung der Gefäßwände, bei der sich Komplexe von Fetten und Proteinen ablagern und eine Verdickung der Gefäßinnenwände bewirken. Als Folge verlieren die Gefäße ihre Elastizität, die allerdings für ihre Funktion bedeutend ist. Das Blut kann in diesem Zustand nicht mehr einwandfrei passieren und erreicht die Zielorte wie Organe und Extremitäten, wie Arme und Beine, nur unzureichend. Diese Zielorte werden dann nicht mehr optimal mit sauerstoffreichem Blut versorgt.

Zwar nehmen die Ablagerungsprozesse bekanntermaßen mit fortschreitendem Alter zu, aber aktuelle Studien zeigen, dass auch immer mehr Kinder betroffen sind: Leiden diese bereits in jungen Jahren unter Übergewicht, zeigen ihre Gefäßwände bereits Veränderungen.

Arteriosklerose kann zu diversen Folgeerkrankungen (z. B. Schlaganfall) und Beschwerden wie Schwindel, Kopfschmerzen und Konzentrationsstörungen führen. Ist der Schwindel durch eine Arteriosklerose bedingt, dann findet sich diese in den Hals- und Hirngefäßen. Tatsache ist, dass 90 % der Gefäßverengungen vorher keine

Symptomatik zeigen. Das ist auch der Grund, warum Betroffene völlig unerwartet und ohne vorherige Anzeichen von einem Schlaganfall getroffen werden. Ähnliches trifft zu, wenn sich die Arteriosklerose in anderen Körperregionen ausbildet, wie in den Armen und Beinen. Oftmals ist auch hier keine signifikante Symptomatik erkennbar. Der Grund ist, dass sich das Blut zunächst Umgehungskreisläufe sucht, also nur die Gefäße bedient werden, die noch funktionsfähig sind. Das ist zwar einerseits positiv, hat auf der anderen Seiter aber zur Folge, dass eine Arteriosklerose häufig lange Zeit unbemerkt bleibt.

Augenbewegungsstörungen

Eine Störung der Augenbewegungen kann bei dem Betroffenen selbst ganz verschiedene Beschwerden hervorrufen. Ist die Augenbewegungsstörung beispielsweise mit einem *Nystagmus* (Augenzittern) verbunden, dann können Betroffene oftmals nicht besonders scharf sehen. Andere wiederum sehen Doppelbilder, welche zunehmend das Gehen und Stehen erschweren. Personen, die Doppelbilder sehen, klagen häufig gleichzeitig über Schwindel. Bei bestehenden Augenbewegungsstörungen treten bei vielen Betroffenen gleichzeitig weitere Symptome auf, wie beispielsweise Gangstörungen, Drehschwindel, Schwankschwindel und Verschwommenensehen. Auch laufende Bilder (sogenannte Oszillopsien) und Fallneigung sind möglich. Beim chronischen Verlauf hat man ein besonders breites Spektrum an Ursachen:

- entzündliche Erkrankungen
- neurodegenerative Erkrankungen
- sowie Tumoren

Eine genaue klinische Untersuchung der Augenbewegungen ist unbedingt notwendig. In der Regel sind die Einschränkungen bei den Betroffenen so stark, dass sie aus eigenem Antrieb dem Arzt vorstellig werden.

Blutdruck, hoher

Bluthochdruck wird auch als der „silent killer" bezeichnet, was so viel bedeutet wie der „stille Killer", der ohne Symptome auftritt. Auch wenn Blutdruckwerte deutlich erhöht sind, kommt es häufig vor, dass der Patient keinerlei Symptome feststellt. Oder es sind Symptome, die dieser nicht ernst genug nimmt, weil es ja „nur" Kopfschmerzen, Übelkeit oder Schwindel sind. Auch wenn der Patient über keine Symptome klagt, ist es immer erforderlich, den erhöhten Blutdruck stets zu kontrollieren und möglichst abzusenken. Je schwerwiegender die Symptome sich zeigen, umso dringender ist der Handlungsbedarf. Insbesondere wenn es zu Schmerzen im Brustkorb kommt oder typische Schlaganfallsymptome beobachtet werden, muss sofort ein Arzt aufgesucht werden.

Blutdruck, niedriger

Bei niedrigem Blutdruck entsteht häufig Schwindel in Kombination mit Benommenheit und dem Gefühl, ohnmächtig zu werden. Dieses wird darauf zurückgeführt, dass nicht genügend sauerstoffreiches Blut in das Gehirn gelangt und es so zu einer mangelnden Durchblutung des Gehirns kommt. Als Folge können verschiedene Funktionen beeinträchtigt werden. Die Gründe für niedrigen Blutdruck sind vielfältig, aber um den Schwindel zu beseitigen, der aufgrund eines niedrigen Blutdrucks entsteht, muss die Ursache gefunden werden. Zu den häufigsten Gründen für niedrigen Blutdruck zählen:

- Blutanämie aufgrund einer verminderten Anzahl roter Blutkörperchen.
- Niedriger Blutdruck entsteht als Nebenwirkung verschiedener Medikamente. Insbesondere sind dies Präparate gegen Bluthochdruck und Herzmedikamente wie beispielsweise Betablocker und ACE-Hemmer.
- Blutverlust z. B. aufgrund einer zu starken Menstruation, Darmerkrankung oder einer Verletzung.

- Dehydratation, die durch eine zu geringe Wasseraufnahme oder Wasserverlust entsteht. Auch bei Erbrechen, Durchfall, übermäßigem Schwitzen und Fieber kann der Körper viel Wasser verlieren. Außerdem kann es bedingt durch zu viel Hitze zu einer Dehydratation kommen, was sich durch Hitzekollaps oder Hitzschlag äußert. In diesen Fällen ist dringend ein Notarzt zu kontaktieren.

Borreliose

Borreliose ist eine Erkrankung, die vorrangig durch Zecken übertragen wird. Die Symptomatik ist so unglaublich vielfältig, dass man unzählige Seiten mit den jeweiligen Beschwerdebildern füllen könnte. Denn grundsätzlich können die Symptome sämtliche Körperregionen befallen und zu sehr diffusen gesundheitlichen Problemen führen. Dabei zeigen sich die Symptome in der Regel nicht sofort, sondern erst mehrere Wochen nach dem Zeckenstich. Zu Beginn der Borreliosesymptome tritt neben oder anstatt der Wanderröte häufig Fieber auf. Aber auch Schwindel in Form von Schwankschwindel und Drehschwindel sind typisch. Zudem kann es auch zu Erschöpfung, Abgeschlagenheit, Glieder- und Kopfschmerzen kommen.

Diese klassischen Borreliose-Symptome werden häufig nicht ernst genommen und allenfalls als eine einfache grippale Infektion gesehen. Dabei können die Borrelien über den Blutweg jede Körperregion erreichen und somit jedes Organsystem infizieren. Bevorzugt werden dabei das Nervensystem, Gehirn, Lymphsystem, die Leber, Gelenke, Atemwege, der Harnapparat und auch das Gewebe befallen.

Die Borreliose gehört somit zu den sogenannten *multisystemischen Erkrankungen*, bei der viele diffuse Symptome auftreten können. Es besteht eine große Gefahr, dass die Borreliose vorschnell anderen Erkrankungen zugeordnet wird. Mit der Borreliose ist eine Krankheit auf dem Vormarsch, die vor 25 Jahren fast niemand kannte, obwohl sie schon längst existierte. Trotzdem wird die Borreliose gern als eine der heutigen „Modeerkrankungen" oder als „Krankheit der neuen Generation" bezeichnet. Mittlerweile ist die Borreliose nicht mehr zu übersehen, denn zu groß und mitunter auch erschreckend ist die Zunahme von infizierten Menschen. Man geht derzeit davon aus, dass Zeckenstiche jährlich zu über 500.000 Borreliose-Neuinfektionen führen. Erhebungen von gesetzlichen Krankenkassen gehen sogar von einer Million Neuinfektionen im Jahr 2008 aus. Von einer chronischen Borreliose sollen gar bis zu 2 Millionen Menschen in Deutschland betroffen sein. Aufgrund dieser erschreckenden Entwicklung wird die Borreliose gar als eine *neue Volkskrankheit* und *die große Seuche des 21. Jahrhunderts* bezeichnet. Aber trotzdem gilt sie noch immer als unterdiagnostiziert und in weiten Teilen als unerforscht. Dies führt nicht selten dazu, dass viele Ärzte nur zögerlich mit der Borreliose umgehen, und die Erkrankung erst in fortgeschrittenen Stadien diagnostiziert wird. Da ist es oft hilfreich, den eigenen Körper genau zu beobachten und das Krankheitsgeschehen auch rückblickend zu betrachten, um den Arzt in seiner Diagnostikarbeit hilfreich unterstützen zu können.

Tipp: Erfahrungsgemäß kann der tägliche Konsum von mehreren Knoblauchzehen über einen Zeitraum von 12 Monaten überraschende gesundheitliche Verbesserungen bei Borreliose bescheren. Fragen Sie hierzu auch Ihren Arzt.

Candida-Hefepilz

Seit über 20 Jahren gibt es häufige kontroverse Diskussionen zwischen komplementär ausgerichteten Medizinern und Schulmedizinern, wenn es um Darmpilze und insbesondere um den bekanntesten ihrer Art, den Hefepilz *Candida albicans* geht. Für viele Schulmediziner gehören die Pilze zum menschlichen Mikroorganismus und sind nach ihrem Verständnis etwas völlig normales und nichts Krankhaftes. Auch für naturheilkundlich ausgerichtete Therapeuten gehört der Candida albicans zu einem geringen Anteil zur normalen Flora des Menschen. Allerdings kann er ihrer Meinung nach vielfältige Erkrankungen und Beschwerden bis hin zu chronischen Krankheiten verursachen, wenn er im Übermaß vorhanden ist. Zu Beginn der Candidainfektion machen sich zunächst unklare Symptome bemerkbar wie Verdauungsprobleme mit Blähungen, Völlegefühl, Wechsel von Durchfall und Verstopfung, Schleimbeimengungen im Stuhl, kolikartige Bauchkrämpfe, Schwächegefühl, depressive Verstimmungen, Vergesslichkeit, Gelenkschmerzen, unreine Haut, Angstgefühle bis hin zu bleierner Müdigkeit und Schwindel. Möglicherweise haben Sie jetzt Ihr Aha-Erlebnis? Kann es sein, dass Sie besonders nach zuckerhaltigen oder intensiven Kohlenhydratmahlzeiten völlig erschöpft sind oder sich vor lauter Schwindel nicht trauen, vom Stuhl aufzustehen?

Aufgrund dieser unspezifischen Symptome ist die Diagnose für die Therapeuten oft schwierig. Bei einer gesunden Darmflora werden die Pilze von der dort angesiedelten Mikroflora und dem Immunsystem unter Kontrolle gehalten. Ist das Immunsystem jedoch geschwächt oder wird aufgrund von Antibiotika, Cortison oder Chemotherapien die gesunde Darmflora angegriffen, können sich Hefepilze unbehindert ausbreiten. Der Candida ist häufig auf den Schleimhäuten angesiedelt, wobei der Ursprung in der Regel auf den Darmschleimhäuten zu finden ist. So ist es auch verständlich, dass sich der Pilz gerade am Anfang oft mit Verdauungsbeschwerden bemerkbar macht, die mit Blähungen einhergehen. Je länger der Zustand andauert, desto mehr Beschwerden gesellen sich hinzu. Angefangen bei Müdigkeit, Muskel- und Gelenkschmerzen, Schwindel, Heißhunger auf Süßigkeiten, ständig wiederkehrende Infekte bis hin zu auffälligen Leberwerten. Die Ursache einer Candida-Infektion wird in erster Linie im Versagen der körpereigenen Abwehr, also im geschwächten Immunsystem, gesehen. Dieses wird heutzutage stark beansprucht durch Umweltschadstoffe, Stress, Fast Food, chronische Erkrankungen, Virus-Infektionen, Antibiotika und vielem mehr. Besonders der Zusammenhang zwischen einer Belastung mit Umweltgiften und einer unzureichenden Entgiftungskapazität des Körpers rückt bei komplementär ausgerichteten Therapeuten zunehmend in den Fokus. Der Candida beginnt sein Leben im feuchtwarmen dunklen Dünndarm. Hier sitzt er an der Quelle und bekommt täglich das, was er zum Leben benötigt: Kohlenhydrate in Form von Zucker, Weißmehl, Reis, Alkohol, aber auch Calcium und Zink sind beliebte Nahrungsmittel, die ihn kräftig beim Wachsen unterstützen. Da der Candida im Dünndarm sitzt, kann er die notwendigen Nährstoffe abgreifen, bevor der menschliche Organismus diese für sich gewinnen kann. Das ist fatal für den Körper, weil er durch den Entzug lebenswichtiger Mineralien und Vitamine langfristig geschwächt wird. Ein Teufelskreis beginnt! Weil der Candida über ein spezielles Enzym verfügt, das ihm ermöglicht, sich in der Darmschleimhaut einzunisten, kann er die Lücken auffüllen, die durch die zerstörten guten Darmbakterien entstanden sind. Damit ist die Basis für die Darmdysbiose gelegt, sodass auch noch weitere schädliche Bewohner in dieses Darmmilieu einziehen können. Häufig sind dort, wo Candidapilze angesiedelt sind, auch Parasiten, Würmer und Protozoen zu finden. Der Darm wird dadurch zusätzlich belastet, weil auch diese Bewohner Toxine freisetzen. Parasiten geben z. B. Ihre Toxine in Form von Ammoniak ab. Allein schon diese schädlichen Stoffwechselgifte können zu Schwindelanfällen führen.

Depressionen

Genaue Angaben über die Beteiligung von Schwindelerscheinungen bei depressiven Erkrankungen liegen nicht vor. Schätzungen gehen aber von einer Quote von 62 % aus. Im Rahmen einer schweren depressiven Störung tritt der Schwindel entweder als Dauerschwindel oder als diffuser Schwindel auf. Wie auch bei Angststörungen oder phobischen Störungen werden alle weiteren auftretenden Symptome als direkte Folgen des Schwindels angesehen. Wie die depressive Erkrankung selbst, so zeigt auch der Schwindel eine starke Abhängigkeit von der Tageszeit. So ist der Schwindel meistens morgens stärker ausgeprägt als abends.

Desweiteren sind Veränderungen des Verhaltens nicht selten. Dazu zählen unter anderem sozialer Rückzug, Zukunftsängste, Gefühle und Gedanken der Ausweglosigkeit und Hoffnungslosigkeit. Das kann so weit gehen, dass Betroffene nicht länger leben wollen, wenn der Schwindel weiter bestehen bleibt. Besonders bei älteren Patienten werden depressive Erkrankungen oft nicht erkannt, und damit bleibt bei dieser Personengruppe der psychogene Charakter der Schwindelerkrankung oftmals verborgen. Der Grund hierfür liegt darin, dass gerade bei älteren Menschen immer zuerst eine altersbedingte Ursache für derartige körperliche Symptome angenommen wird, bevor eine psychologische Diagnostik überhaupt in Betracht gezogen wird.

Epilepsie

Epilepsie umfasst eine Gruppe mehrerer sogenannter hirnorganischer Anfallsleiden, bei denen im Gehirn eine nicht normale nervliche Erregungsbildung vonstattengeht. Epilepsie ist gekennzeichnet durch stetig wiederkehrende Anfälle, was sie wesentlich von anderen Erkrankungen unterscheidet, bei denen es ebenfalls zu Anfällen kommt. Gehirnfunktionen werden durch Millionen von winzig kleinen elektrischen Ladungen ermöglicht. Diese korrespondieren zwischen den Nervenzellen und allen Körperregionen. Wenn diese Funktionen jedoch beeinträchtigt sind, können viele Nervenfasern gleichzeitig unkontrollierte Impulse abgeben, was sich durch epileptische Anfälle äußert. Somit werden die Anfälle durch eine plötzlich

auftretende extreme Aktivität des Zentralnervensystems ausgelöst. Durch diese abnormen Signale wird das normale Muster der Neuronenaktivitäten zerstört, infolgedessen viele Nervenfasern gleichzeitig unkontrollierbare Impulse von sich geben. Dies hat zur Folge, dass die Neuronen in diesen Momenten bis zu 500-mal pro Sekunde mehr reagieren als normalerweise. Dies äußert sich durch gewisse Einschränkungen einiger Körperfunktionen. Neben Verhaltensänderungen, veränderten Empfindungen und Gefühlen kommt es auch zu Muskelkrämpfen und veränderten Körperbewegungen. Die Reaktionen werden häufig durch Schwindel begleitet und können sogar bis zur Bewusstlosigkeit reichen.
Der in diesem Zusammenhang auftretende Schwindel kann in unterschiedlichen Varianten auftreten, sehr häufig ist es jedoch der Drehschwindel. Besonders oft wird diese Schwindelart bei der fokalen Epilepsie festgestellt, was darauf zurückgeführt wird, dass die Spontanentladungen im Bereich der Schläfenlappen auftreten, wo sich wichtige Verbindungen zum Gleichgewichtssystem befinden. Bei der Behandlung des epileptisch bedingten Schwindels führt zwar in vielen Fällen die Therapie mit Antiepileptika zur Linderung, allerdings gilt es zu bedenken, dass diese wiederum als Nebenwirkung auch Schwindel auslösen können. Auch andere, nicht unerhebliche Nebenwirkungen sind von Antiepileptika bekannt, sodass es häufig eine gewisse Zeit braucht, um das individuell passende Medikament herauszufinden.

Bei etwa 75 % der Epileptiker kann heutzutage mit entsprechenden Medikamenten oder einem chirurgischen Eingriff eine Anfallsfreiheit erreicht werden. Trotz der modernen Therapieverfahren gelten dennoch ca. 25 % der Patienten als schwer behandelbar, sodass diese häufig weiterhin mit epileptischen Anfällen leben müssen. Weitere Informationen erhalten Sie in dem Buch „Mein schönes Leben mit Epilepsie – Eine Betroffene berichtet“ von Silke Meinhardt.

Epstein-Barr-Virus

Eine Infektion mit dem Epstein-Barr-Virus (EBV) gilt im Allgemeinen als harmlos. Auch die vermeintlich banal klingende Bezeichnung „Kusskrankheit“ oder „Kissing Desease“, wie das durch eine EBV-Infektion entstehende Pfeiffersche Drüsenfieber auch genannt wird, vermittelt den Eindruck, als handele es sich hier um eine recht ungefährliche (Kinder-) Krankheit. Tatsächlich klingt das Pfeiffersche Drüsenfieber in den meisten Fällen ohne bleibende Schäden vollständig wieder ab. Dabei wird allerdings leider allzu oft vernachlässigt, dass die Krankheitsverläufe auch chronische Formen annehmen können, oder dass das EBV-Virus in unregelmäßigen Abständen wieder reaktiviert wird. Ist dies der Fall, dann sind diese Patienten häufig von jahrelangen schwerwiegenden gesundheitlichen Symptomen betroffen, die auch von Schwindel begleitet werden können. Dies betrifft insbesondere Personen, bei denen das Virus eine Infektion des Gleichgewichtsnervs oder Gleichgewichtsorgans verursacht hat. Auch der Hörnerv kann betroffen sein und Schwindel auslösen.

Fatalerweise ist vielen Menschen gar nicht bewusst, dass sie sich im Laufe ihres Lebens irgendwann einmal mit dem EBV infiziert haben. Dies trifft insbesondere bei Infektionen im frühen Kindesalter zu, weil es hier häufig nicht zu Symptomen kommt. Bei Jugendlichen und Erwachsenen hingegen steigt die Wahrscheinlichkeit, dass Beschwerden auftreten, bei etwa 60 % der Betroffenen sind die Symptome sogar sehr deutlich. Bei den restlichen Patienten kommt es zu leichteren Beschwerden, die meistens als eine „normale Grippe“ fehlinterpretiert werden. Erst seit wenigen Jahren beschäftigt sich die Wissenschaft eingehender mit diesem nicht ganz ungefährlichen Virus. So gibt es mittlerweile keinen Zweifel mehr daran, dass das EBV auch in Verbindung mit ernsthaften Erkrankungen stehen kann wie mit einigen Krebsarten, Multiple Sklerose und einer Herzmuskelentzündung. Auch bei Patienten mit dem Chronischen Müdigkeitssyndrom (CFS), das seit einigen Jahren wie eine Epidemie um sich greift, ist eine EBV-Infektion auffallend oft in einer chronifizierten oder reaktiven Form vorhanden. Die Schulmedizin erkennt diese Zusammenhänge zwar immer öfter, dennoch steht sie einer chronischen EBV-Infektion meistens machtlos gegenüber. Über welche Möglichkeiten die Naturheilkunde verfügt, und was es bei dieser Erkrankung zu beachten gibt, erfahren Sie in dem Buch „Das unterschätzte Epstein-Barr-Virus“ von Sigrid Nesterenko, erhältlich auf ersa-verlag.de.

Gehirnentzündung (Enzephalitis)

Eine Gehirnentzündung ist eine schwerwiegende und mitunter lebensbedrohende Erkrankung, die durch Viren, aber auch Bakterien und Pilze ausgelöst wird. Zu den häufigsten Verursachern gehören Grippe-, Mumps-, Röteln-, Masern- und Herpesviren. Die *Frühsommer-Meningo-Enzephalitis* (FSME) wird durch Zecken übertragen und häufig mit Borreliose verwechselt. Je nachdem, welche Bereiche des Gehirns betroffen sind, spricht man von einer *Meningo-Enzephalitis* (bei Beteiligung der Hirnhäute) oder von einer *Enzephalomyelitis* (Beteiligung des Rückenmarks). Abhängig von der Lokalisation der Entzündung reichen die Symptome von Schwindel, Kopfschmerzen, Sehstörungen, Fieber und Erschöpfung bis hin zu Lähmungen, Bewusstlosigkeit und Koma.

Wird die Gehirnentzündung nicht rechtzeitig erkannt und behandelt, besteht Lebensgefahr. Wenn ein schwerer Krankheitsverlauf überstanden wird, ist die ungetrübte Freude darüber meistens nur von kurzer Dauer, denn oftmals droht eine schwerwiegende und lebenslange Pflegesituation. Bei dem geringsten Verdacht auf diese Erkrankung muss sofort eine stationäre Behandlung erfolgen. Doch das allein reicht nicht aus, denn viele Ärzte sind mit diesem Krankheitsbild nur unzureichend vertraut. Insofern gehört leider auch eine große Portion Glück dazu, in so einer Notsituation an einen guten Therapeuten zu gelangen. Eine Gehirnentzündung kommt übrigens weitaus häufiger vor als dies im Allgemeinen den Anschein erweckt, und zwar nicht nur bei Menschen, sondern auch bei Tieren. Eines der bekanntesten Opfer dieser schrecklichen Erkrankung ist der Eisbär Knut des Berliner Zoos, der an den Folgen einer Gehirnentzündung gestorben sein soll.

Hals-Nasen-Ohren-Bereich (HNO-Bereich)

Wird der Schwindel durch eine Störung im Hals-Nasen-Ohren-Bereich verursacht, treten in fast 100 % der Fälle weitere Symptome auf. Oftmals ist Schwindel dann auch verbunden mit Ohrenschmerzen in Kombination mit einem Mittelohrinfekt.

Halswirbelsäulen-Erkrankung

Die Halswirbelsäule (HWS) umfasst alle Wirbel zwischen Kopf- und Brustwirbelsäule. Erkrankungen der Halswirbelsäule sind vielfältig. Am häufigsten sind Unfälle in Form von Verkehrsunfällen und Stürzen im Haushalt. Das Schleudertrauma ist eine Spezialform einer geschädigten Halswirbelsäule, welche im weiteren Verlauf des Kapitels ausführlich beschrieben wird. Generell wird zwischen angeborenen und erworbenen Erkrankungen unterschieden. Erworben sind beispielsweise Skoliosen wie *Morbus Scheuermann* und *Morbus Bechterew*.

Zu chronischen Erkrankungen und Bandscheibenvorfällen der Halswirbelsäule kommt es seltener. Das Risiko nimmt mit zunehmendem Alter jedoch zu. Desweiteren sind degenerative Wirbelsäulenerkrankungen bekannt, wie die *Osteoporose* und die *Osteomalazie*. Bei beiden ist die Halswirbelsäule ebenfalls in Mitleidenschaft gezogen. Folgende Symptome treten bei Erkrankungen der Halswirbelsäule in Erscheinung:

- Schwindel
- Benommenheit
- Schmerzen am Hinterkopf
- Hör- und Sehstörungen
- Einschränkungen des Gesichtsfelds
- Wahrnehmungsstörung
- Aufmerksamkeitsstörung
- schnelle und leichte Erschöpfbarkeit
- Schlaf- und Durchschlafstörungen
- allgemeines Schwächegefühl, deshalb weniger belastbar
- Schmerzen im Gesicht
- Gangunsicherheit
- Muskelfunktionsstörungen
- Krämpfe

Herpesinfektion

Die Herpesfamilie besteht aus über 90 verschiedenen Viren, aber nur vier von ihnen sind derzeit für Menschen relevant. Am bekanntesten ist das Virus *Herpes simplex*, das für Infektionen im Kopf (HSV1) und Genitalbereich (HSV2) verantwortlich ist. Das *Varizella-Zoster-Virus* ist bekannt durch Infektionskrankheiten wie Windpocken und Gürtelrose. Weitere Mitglieder der Herpesfamilie sind das *Epstein-Barr-Virus* (EBV) und das *Zytomegalievirus* (ZMV).

Herpesinfektionen sind weit verbreitet und werden ähnlich bagatellisiert wie Husten und Schnupfen. Hauptsächlich kennen wir Herpes durch immer wiederkehrende Lippenbläschen. Zwar treten die meisten Herpesbläschen im Gesicht auf, aber sie können grundsätzlich den ganzen Körper betreffen, wo sie durch unschöne rote und juckende Hautveränderungen auf sich aufmerksam machen.

Dass Herpes viel gefährlicher ist als meistens angenommen wird, erfahren die Betroffenen oftmals erst dann, wenn dieses Virus schon seine Umtriebigkeit unter Beweis gestellt hat. Denn je nach Herpestyp und Zustand des jeweiligen Immunsystems kann es zu sehr schwerwiegenden Folgeerkrankungen kommen. In besonders tragischen Fällen kann Herpes sogar zu einer Gehirnentzündung führen, die nicht selten tödlich ausgeht.

Je nach Virustyp und Krankheitsbild kommt es bei einer Herpesinfektion auch zu Schwindel. Dies ist insbesondere dann der Fall, wenn eine Infektion des Gleichgewichtsnervs vorliegt.

Ein großes Problem der Herpesviren besteht darin, dass sie lebenslang im Organismus ihres Wirtes verbleiben. Das bedeutet, dass das Virus in einer passenden Gelegenheit wieder aufleben kann und zu gesundheitlichen Beeinträchtigungen führt. Das ist es, was das Herpesvirus so gefährlich macht. Als besonders gefährdet für reaktive Herpesviren gelten Menschen mit einem geschwächten Immunsystem und Senioren, da mit zunehmendem Alter die körperliche Abwehrschwäche zunimmt.

Hirnhautentzündung (Meningitis)

Eine Hirnhautentzündung ist eine Infektionskrankheit, die vornehmlich durch Bakterien wie Meningokokken (Neisseria meningitidis) oder Pneumokokken (Streptococcus pneumoniae) verursacht wird. Immer häufiger wird allerdings beobachtet, dass auch Pilze, Viren und Parasiten zu einer Hirnhautentzündung führen können.

Eine Hirnhautentzündung gehört als Notfall sofort in eine medizinische Betreuung. Wird die Hirnhautentzündung nämlich nicht oder nicht rechtzeitig behandelt, verläuft sie häufig tödlich bzw. bringt gravierende Folgeschäden wie Lähmungen und Taubheit mit sich. Sie wird durch Tröpfcheninfektion übertragen und ist somit sehr ansteckend. Als das typischste Zeichen gilt ein steifer Nacken, der in Kombination mit rasant steigendem Fieber, Schüttelfrost und Schwindel auftritt.

Hyperglykämie – zu hoher Blutzuckerspiegel

Diabetiker sind nicht nur durch Hypoglykämien, sondern auch durch Hyperglykämien gefährdet. Hierbei handelt es sich um einen zu hohen Blutzuckerspiegel, der entsteht, wenn nicht genügend Insulin verfügbar ist. So wie die Unterzuckerung, so wird auch der zu hohe Blutzuckerspiegel häufig durch Schwindel begleitet.

Hypoglykämie – zu niedriger Blutzuckerspiegel

Unter *Hypoglykämie* versteht man einen zu niedrigen Blutzuckerspiegel, der aufgrund einer zu geringen Glukosemenge im Blut entsteht. Hauptsächlich entsteht eine Hypoglykämie bei Diabetes, aber auch Nicht-Diabetiker können von einem zu niedrigen Blutzucker betroffen sein. Da dies jedoch häufig in vielen ärztlichen Praxen nicht berücksichtigt wird, weil eine Hypoglykämie in der Regel nur Diabetikern zugeordnet wird, bleibt die Störung des Blutzuckerstoffwechsels bei Nicht-Diabetikern allzu oft unbemerkt. Die damit einhergehenden Symptome können dann meistens nicht erklärt werden. Die Patienten klagen zwar über Beschwerden wie Schwindel, Benommenheit und extreme Erschöpfung, aber die Ursache bleibt in diesen Fällen häufig unentdeckt. Dabei fehlt dem Gehirn durch die Unterzuckerung eine ausreichende Glukosemenge, um richtig funktionieren zu können.

Während bei Diabetikern die Hypoglykämie durch eine unzureichende Nahrungsaufnahme oder eine zu hohe Insulindosis ausgelöst werden kann, ist dies bei Nicht-Diabetikern oftmals durch eine ungünstige Ernährungsweise bedingt. Diese auch als *reaktive Unterzuckerung* bezeichnete Hypoglykämie entsteht durch einen zu großen Verzehr an Kohlenhydraten. Zwar sind es in erster Linie die schnell verwertbaren Kohlenhydrate wie u. a. Zucker, Weißmehl und geschälter Reis, die zum rasanten Anstieg des Blutzuckerspiegels führen, aber auch Koffein und zu unregelmäßige Mahlzeiten sind dazu in der Lage. Nicht-Diabetiker, die von immer wiederkehrenden Unterzuckerungen betroffen sind, sollten über den Tag verteilt viele kleine Mahlzeiten zu sich nehmen. Idealerweise isst man etwa alle 2 Stunden eine Kleinigkeit, um so starke Blutzuckerschwankungen zu vermeiden.

Obwohl Ernährungsexperten immer propagieren, möglichst wenig Fleisch und Eiweiß und stattdessen Vollkornprodukte zu verzehren, ist diese Ernährungsweise für Personen mit einem gestörten Blutzuckerspiegel eher kontraproduktiv und kann zu einer Verschlimmerung der Symptomatik führen. Einer reaktiven Unterzuckerung wird mit bestimmten Nahrungsergänzungsmitteln und einer kohlenhydratreduzierten Ernährungsweise, die Lebensmittel mit einem niedrigen glykämischen Index beinhaltet, begegnet. Bei Diabetikern können Unterzuckerungszustände nicht nur Schwindel, Schwitzen und Verwirrtheit auslösen, sondern es kann sogar ein Komazustand eintreten. Aus diesem Grund ist Diabetes so gefährlich und sind Hypoglykämien so gefürchtet. Da hier sofortiger Handlungsbedarf besteht und der Diabetiker mit einem schnell verwertbaren Zucker (Traubenzucker) versorgt werden muss, sollten auch die Familienmitglieder entsprechend geschult sein, damit sie frühzeitig entsprechende Symptome erkennen können. Denn eine rechtzeitige Verabreichung von zuckerhaltigen Lebensmitteln kann lebensrettend sein.

Infektionen

Virale Infektionen gehören zu den häufigsten Ursachen von Schwindel, werden aber in der Praxis leider nicht immer mit der notwendigen Nachhaltigkeit untersucht. So bleiben Virus-Infektionen oft unerkannt oder werden nicht so ernst genommen wie es angebracht wäre. Besonders häufig werden chronische Infektionen durch das

Epstein-Bar-Virus (EBV), den Candida-Hefepilz, Chlamydien und Borrelien übersehen. Lesen Sie hierzu die Beiträge in diesem Kapitel über „Candida als Ursache für Schwindel“ und „Borreliose – Auslöser für Schwindel“.

Internistische Erkrankungen

Bei zahlreichen innermedizinischen Erkrankungen treten Schwindelgefühle als Symptome in Erscheinung. Am häufigsten treten dann Dreh- oder Liftschwindel auf. Aber es sind auch andere Schwindelvarianten möglich. In vielen Fällen kommt es als Folge von Herz-Kreislauf-Erkrankungen zu Schwindel. Diese Schwindelart äußert sich, indem die Betroffenen Sternchen sehen und es ihnen schwarz vor Augen wird. Sie verspüren eine seltsame Leere im Kopf, fühlen sich benommen und haben oftmals Schweißausbrüche, meistens in Form von kaltem Schweiß. Es kann sogar zu Ohnmachten oder Kreislaufkollapsen kommen.

Auch Herzrasen ist nicht ungewöhnlich. Da Schwindel sehr oft in Verbindung mit ernsthaften Krankheiten auftritt, sollte rechtzeitig ein Arzt konsultiert werden. Dieser kann dann die Ursache exakt diagnostizieren und Folgeschäden vermeiden. Mögliche Herz-Kreislauf-Erkrankungen sind insbesondere Herzinsuffizienz, koronare Herzkrankheit, schwere Herzrhythmusstörungen oder Hypertonie. Häufig auftretender Schwindel kann auch ein Zeichen von mangelnder Durchblutung des Gehirns sein. Desweiteren kann Schwindel auch begleitend zu einer anfänglichen Stoffwechselerkrankung wie Diabetes oder Anämie auftreten.

Kiefergelenkprobleme

Immer mehr Menschen sind von Kiefergelenksbeschwerden betroffen, jedoch wird allzu oft vernachlässigt, dass auch Schwindel in Verbindung mit Problemen der Kiefergelenke stehen kann. Aber auch, dass Kiefergelenkprobleme zu anderen vielfältigen Symptomen führen können, wird häufig nicht bedacht. Da das Kiefergelenk in sehr enger anatomischer Beziehung zu Kopf, Wirbelsäule, Gehirn, speziellen Gefäßen und Nerven steht, sind die hier auftretenden Beeinträchtigungen sehr facettenreich. Zu den bekanntesten Folgen zählen Schwindel, Migräne, Schulterverspannungen, Hüft- und Knieprobleme, sowie Ohren-, Kopf-, und Rückenschmerzen. Man geht davon aus, dass in Deutschland ca. 4 Millionen Menschen unter den Folgen ihrer Kiefergelenksfehlstellung leiden, aber nur bei vergleichsweise wenigen Betroffenen wird dies in der Diagnostik berücksichtigt. Wer denkt denn auch bei Knieproblemen oder Schwindel an das Kiefergelenk?

Man spricht in diesem Zusammenhang auch von einer *Craniomandibulären Dysfunktion*, oder abgekürzt CMD (Cranium=Schädel; Mandibula=Unterkiefer; Dysfunktion=Fehlfunktion). In der Regel haben Betroffene einen falschen Biss, man spricht auch von einer „Fehlbiss-Stellung", bei der Ober- und Unterkiefer fehlerhaft aufeinander treffen. Ganzheitlich arbeitende Zahnärzte beschäftigen sich mit sogenannten CMD-Erkrankungen und ermöglichen eine frühzeitige und interdisziplinäre Behandlung. Einige Betroffene bemerken manchmal direkte, eindeutige Hinweise, wie Schmerzen im Kiefergelenk oder Zähneknirschen, besonders nachts. Das muss aber nicht sein, denn die Symptomatik kann auch durch Schwindel mit Sehstörungen, Migräne und Kopfschmerzen, sowie Stimmungsschwankungen und Depressionen zum Ausdruck kommen. Besonders Patienten, bei denen keine Ursache für den Schwindel gefunden wird, sind gut beraten, das Kiefergelenk untersuchen zu lassen. Häufig wird in diesen Fällen ein *Defekt der Okklusion* (fehlerhafte Verschließung der Kiefer) oder eine Arthrose des Kiefergelenks festgestellt.

So kann bei vielen vom Schwindel geplagten Menschen durch eine effektive Behandlung beim Zahnarzt bzw. Kieferorthopäden die oft lang ersehnte Symptomfreiheit erreicht werden. Auch alle damit verbundenen Begleitsymptome wie verschwommenes Sehen, Angst, Erbrechen, Übelkeit, Ohnmacht und Depressionen lassen sich in diesen Fällen beseitigen.

Kristallablagerungen im Ohr

Otokonien oder auch *Otholiten* bezeichnen winzige Calciumcarbonatkristalle, die unter dem Mikroskop in der tausendfachen Vergrößerung wie Salzsteinchen aussehen. Sie können der Auslöser für den gutartigen Lagerungsschwindel sein, wenn sie in die Bogengänge des Gleichgewichtsorgans gelangen. Jeder von uns ist mit diesen Ohrsteinchen ausgestattet, doch im Normalfall lösen sie sich nicht aus ihrer Struktur.

Wenn sie es durch Kopfverletzungen, Innenohrerkrankungen oder Alterserscheinungen doch tun, dann irritieren sie das Gleichgewichtsorgan und signalisieren dem Gehirn ein Orientierungschaos, was den Schwindel auslöst. Durch die so genannten „Befreiungsmanöver" lassen sich die Otholiten wieder aus den Bogengängen entfernen.

Merkmale und Aufgaben der Ohrsteinchen

Verschiedene Namen kennzeichnen die tausendstel Millimeter kleinen Kristalle aus Calciumcarbonat, z. B. Otokonien, Otholiten, Statholiten. Normalerweise bemerken wir sie gar nicht, da sie eine zusammenhängende, eher träge Struktur bilden. Bei der Orientierung im Raum spielen sie jedoch eine nicht zu unterschätzende Rolle.

Der menschliche Organismus bildet die Kristalle, die etwa eine Woche nach der Geburt vollständig ausgereift sind. Sie befinden sich im Vorhof der drei Bogengänge des Innenohrs bzw. Gleichgewichtsorgans. Dieses hat die wichtige Aufgabe, das Gehirn über die Beschleunigung in allen Raumebenen – unten, oben vorne, hinten, rechts, links – zu informieren und die Reduzierung oder Erhöhung von Geschwindigkeiten wahrzunehmen.

Die Bogengänge sehen aus wie dünne ringförmige Schläuche und sind miteinander sowie mit dem Vorhof verbunden und mit Flüssigkeit gefüllt. Die Ohrsteinchen im Vorhof sind in eine gelartige Membran eingelagert und bilden so eine träge Masse, welche bei Bewegungen immer der Schwerkraft folgt und damit wesentlich an der Orientierung und Wahrnehmung der Ebenen im Raum beteiligt ist. Bildlich kann man sich das vereinfacht so vorstellen, als wenn eine Menge kleiner Steinchen, verbunden durch feine Fasern (Fibrillen) in ein Gelkissen eingebettet ist. An dem Gelkissen befinden sich Sensoren (Sinneshärchen) zur Informationsübertragung an das Gehirn. Wenn das Gelkissen in verschiedene Richtungen bewegt wird, bewegt sich die Masse mit den Steinchen entsprechend und die Sensoren übertragen ihre Informationen.

Lagerungsschwindel, wenn die Ohrkristalle ihre Umlaufbahn verlassen

In der medizinischen Fachsprache wird der Lagerungsschwindel, welche durch losgelöste Ohrkristalle entsteht, als *Beninger paroxysmaler Lagerungsschwindel,* kurz

BBV, bezeichnet. Normalerweise sind die Ohrsteinchen also in der Gelmembran und durch die Verbindung durch Fibrillen geschützt. Durch mechanische Einwirkungen auf den Kopf wie auch durch Entzündungsprozesse oder Durchblutungsstörungen im Innenohr können die Steinchen aber aus ihrer Umgebung gelöst werden. Die Ohrkristalle sausen förmlich in der Flüssigkeit der Bogengänge herum und reizen bei Bewegung des Kopfes Sinneszellen, was dann zu heftigem Schwindel führt, der auch mit Übelkeit und Erbrechen einhergehen kann. Das Gehirn erhält Fehlimpulse und kann so die Orientierung nicht mehr richtig einordnen.

Auch der Zerfall der Kalksteinchen durch den Alterungsprozess kann dazu führen, dass die Steinchen in die Bogengänge geraten und hier für Verwirrung sorgen. Normalerweise werden die Steinchen zusammengehalten, durch den Zerfall der Kalksubstanz entsteht jedoch eine Disharmonie in der gesamten Struktur und somit kommt es zu Fehlinformationen an das Gehirn. Forscher haben herausgefunden, dass der Abbauprozess vermutlich durch einen veränderten pH-Wert der Flüssigkeit in der gelartigen Membran liegt, was wiederum auch durch Innenohrerkrankungen oder Medikamente wie z. B. das Antibiotikum Gentamycin begünstigt werden kann.

Befreiungsmanöver verschaffen rasche Linderung bei Schwindel

Die Behandlung von Schwindel, der durch das Lösen von Ohrsteinchen entsteht, ist relativ simpel und kommt mit Ausnahme einiger weniger Fälle ganz ohne Medikamente aus. Aus der Physiotherapie kennt man hier die so genannten Befreiungsmanöver, mit denen die verirrten Ohrsteinchen beseitigt werden können. Daher ist es gängige Praxis, dass Allgemeinmediziner, Neurologen und HNO-Fachärzte bei der Ursachensuche für Schwindel zunächst diese Option abklären, insbesondere, wenn der Patient über Schwindel beim Aufstehen oder schnellen Bewegungen klagt.

Dazu versucht der Arzt zunächst, eine Schwindelattacke durch spezielle schnelle Bewegungen des Patienten herbeizuführen. Charakteristisch für diesen Lagerungsschwindel sind dann flackernde Augenbewegungen. Der Arzt kann so mitunter auch die Ohrseite bestimmen, in welchem die Ohrsteine aktiv sind. Um die Otholiten wieder aus den Bogengängen heraus zu befördern, werden dann die Befreiungsmanöver durchgeführt. Das sind gezielte Lagerungsmethoden, die der Patient nach

Anleitung und Übung auch zuhause bei Schwindelattacken ausführen kann.

Folgende Befreiungsmanöver können zur Anwendung kommen:

- Sémont-Manöver
- Epley-Manöver
- Brandt-Daroff-Manöver (spezielle Fallanwendung)

Sinn und Zweck der Lagerungsübungen ist, die Kristalle aus den Bogengängen, durch zügige Lageänderung und gezielte Positionierung des Kopfes für eine vorgegebene Zeit, an eine unbedenklich Stelle im Innenohr zu befördern, wo sie dann auch praktisch festliegen und nicht mehr verrutschen können. Die Manöver bestehen aus Übungsabfolgen, die im Sitzen und in der Seitenlage oder im Liegen durchgeführt werden. Mit einer einmaligen Manöverbehandlung ist es in der Regel nicht getan, weshalb die Patienten sich entweder in eine Physiotherapie begeben und/oder die Lagerungsübungen zuhause selbst weiterführen. Es sei jedoch darauf hingewiesen, dass die professionelle Anleitung durch den Arzt oder Therapeuten die effektivste Lösung ist, denn Anleitungen für die Selbstbehandlung finden sich gerade im Internet wie Sand am Meer. Da die Übungen jedoch eine gezielte und spezielle Abfolge erfordern, ist die praxisnahe Anleitung der sicherste Weg alles, um richtig zu machen und Erfolge zu erzielen.

Für den Behandlungserfolg sind die präzise Verweildauer in der jeweiligen Position sowie die ordnungsgemäße Lagerung von Kopf und Körper und die Geschwindigkeit, in der ein Positionswechsel erfolgt, von großer Bedeutung. Auch lösen die Manöver zunächst Schwindel aus, ehe Besserung eintritt, was beabsichtigt ist. Weiterhin kann es auch bei einem erfolgreichen Manöver mitunter zu einem Schwindelgefühl kommen, das länger anhält, aber wieder verschwindet. Arzt und Therapeuten klären über alles auf.

Migräne

Migränepatienten sind häufig nicht nur durch Kopfschmerzen, sondern auch durch Schwindelanfälle geplagt. Bei den meisten Betroffenen tritt der Schwindel während der kopfschmerzfreien Zeit auf, und nur bei einer kleineren Anzahl kommt es kurz vor oder während der Migräneattacken zusätzlich zum Schwindel. Migräne in Kombination mit Schwindel entsteht dann, wenn die Migräne insbesondere Gefäße an der Hirnbasis betrifft.

Medikamentennebenwirkungen

Als eine der häufigsten Nebenwirkung bei Medikamenteneinnahme tritt Schwindel auf. Besonders wird dies von Antidepressiva, Bluthochdruck-Medikamenten, Beruhigungsmitteln, Schmerzmitteln und Antibiotika berichtet. Häufig kann ein Wechsel auf ein anderes adäquates Präparat den Schwindel deutlich lindern.

Multiple Sklerose

Multiple Sklerose wird auch als *Enzephalomyelitis disseminata* (ED) bezeichnet, was so viel bedeutet wie „verstreut auftretende Entzündung in Gehirn und Rückenmark". Allein schon aus dieser Bezeichnung ist ersichtlich, dass das Zentrale Nervensystem, das aus Gehirn und Rückenmark besteht, eine entscheidende Rolle bei diesem Krankheitsbild spielt. Hinzu kommt, dass das Immunsystem in dieses Geschehen hineinspielt und eigene Nervenzellen angegriffen werden. Demzufolge handelt es sich bei der MS um eine Autoimmunerkrankung, denn die körpereigenen Abwehrstoffe, die eigentlich dazu vorgesehen sind, Krankheitserreger zu beseitigen, greifen die körpereigenen Zellen an. Das vielschichtige Krankheitsgeschehen, und insbesondere die verstreut auftretenden Nervenentzündungen, führen schließlich dazu, dass sich bei MS zahlreiche unterschiedliche Symptome entwickeln. So entsteht bei jedem Patienten ein etwas anderes Krankheitsbild mit einem individuellen Verlauf.

Trotz der Unterschiede betreffen die körperlichen Beeinträchtigungen häufig das Gleichgewicht, die Bewegung und Motorik. Auch eine sehr ausgeprägte Müdigkeit und Lähmungen sind sehr typisch für die Multiple Sklerose. Während einige Symptome wie beispielsweise Sehstörungen hauptsächlich zu Beginn der Erkrankung auftreten, zeigen sich andere wie z. B. Lähmungserscheinungen erst bei einem fortgeschrittenen Stadium. Auch Schwindel und Störungen des Gleichgewichts treten meistens erst im weiteren Krankheitsverlauf auf.

Mit fortschreitender Krankheit werden die Bewegungen auffälliger und unkoordinierter. Bei vielen Gelegenheiten stoßen die MS-Patienten an, sei es an Tischkanten, Türrahmen oder sonstigen Gegenständen, die für gesunde Menschen keine Hindernisse darstellen. Die Gehstörungen werden mit der Zeit auffälliger, und das Wanken und Schwanken äußert sich dann mitunter dadurch, dass man nicht mehr problemlos geradeaus gehen kann. Diese Beeinträchtigungen sind in vielen Fällen so offensichtlich, dass sie auch von Außenstehenden wahrgenommen werden. Nicht selten gewinnen diese dann allerdings einen falschen Eindruck und halten die MS-Patienten für betrunken. Leider kann dies zu sehr unangenehmen und peinlichen Situationen führen, die den Betroffenen natürlich überhaupt nicht gerecht werden.

Dass es zu so gravierenden Bewegungsstörungen und Schwindel kommt, wird auf Entzündungsherde zurückgeführt, die im Kleinhirn, im Rückenmark oder an anderen relevanten Bereichen der Nerven auftreten. Je nach Lage der Entzündungsherde zeigen sich unterschiedliche Ausprägungen des Schwindels. Wenn beispielsweise Nerven im Gleichgewichtsorgan im Innenorgan betroffen sind, äußert sich der Schwindel durch Gleichgewichtsstörungen oder Drehschwindel. Der Schwindel bei Multiple Sklerose wird durch mehrere Faktoren mitbeeinflusst. Denn andere MS-bedingte Symptome wie Sehstörungen, Muskelschwäche und Gefühlsstörungen tragen nicht unerheblich zu einer Verstärkung des Schwindels bei.

Nahrungsmittelunverträglichkeiten

Ein weit verbreitetes, aber dennoch bei der Schwindeldiagnostik vernachlässigtes Phänomen ist das Thema der Nahrungsmittelintoleranzen. Schätzungen gehen davon aus, dass mittlerweile jeder Vierte in Europa an einer Nahrungsmittelunverträglichkeit leidet. Die Dunkelziffer ist hierbei sehr hoch, denn viele Betroffene wissen gar nichts von ihrer Erkrankung. Entweder sind ihre Beschwerden nicht so gravierend, dass der Leidensdruck sie zum Handeln zwingt, oder aber sie finden einfach nicht heraus, was schief läuft in ihrem Körper. Sie fühlen sich krank, erschöpft und müde, gehen zu verschiedenen Ärzten. Oft ohne Ergebnis. Denn noch immer sind viele Ärzte und weitere Therapeuten mit dem Thema Nahrungsmittelunverträglichkeiten nicht ausreichend vertraut. Sehr häufig und immer mehr sind es Inhaltstoffe in Lebensmitteln, die den Körper aus dem Gleichgewicht bringen, wie insbesondere Laktose (Milchzucker), Fructose (Fruchtzucker), Histamin oder Gluten. Diese vier Stoffe sind allerdings in so vielen Lebensmitteln enthalten, dass es eine Detektivarbeit ist, sie zu selektieren. Nahrungsmittelunverträglichkeiten sind bei jedem Betroffenen anders ausgeprägt. Während sie sich bei dem einen durch Schwindel, Juckreiz, Schweißausbrüche, Blähungen oder Koliken äußern, zeigen sie sich bei anderen in Form von Ekzemen oder Atemnot. Meistens treten die Symptome zeitlich verzögert nach dem Verzehr von bestimmten Lebensmitteln auf.

So lange dem Körper die unverträglichen Lebensmittel zugeführt werden, kommt er nicht zur Ruhe. Denn durch die unvollständige Verdauung entstehen belastende Stoffwechselprodukte, die über die Entgiftungsorgane entsorgt werden müssen. Außerdem wird das Immunsystem ständig überstrapaziert, da sich dieses als Antwort auf unverträgliche Nahrungsbestandteile immer in Alarmbereitschaft befindet. Die Antwort des Immunsystems äußert sich schließlich durch diverse Symptome.

Die Menge der symptomauslösenden Nahrungsmittel ist individuell unterschiedlich. Bei einer Person kann schon ein Stückchen Schokolade zu Beschwerden führen, bei einer anderen reagiert der Körper erst nach dem Verzehr von zwei ganzen Riegeln.

Während jemand von einer Histaminintoleranz betroffen ist, verträgt der andere keine fructosehaltigen Lebensmittel. In extrem ausgeprägten Fällen erleiden die Betroffenen gleichzeitig eine Histamin-, Gluten-, Fructose- und Laktoseintoleranz. Hinzukommen dann häufig auch noch Unverträglichkeiten, die sich auf einzelne Lebensmittel beziehen und mithilfe sogenannter IgG-Tests aufgedeckt werden. Die Auswahl der verträglichen Nahrungsmittel ist bei diesen Personengruppen so extrem stark eingeschränkt, dass sie unter einer enorm beeinträchtigten Lebensqualität leiden. Die Testverfahren für Nahrungsmittelintoleranzen sind ganz andere als diejenigen, die bei klassischen Allergien herangezogen werden. Das hat zur Folge, dass Nahrungsmittelunverträglichkeiten in der Regel von Allergologen nicht diagnostiziert werden. Sie wenden lediglich die Testverfahren an, die eine klassische Allergie anhand eines IgE-Tests diagnostizieren. Ein weiteres Problem besteht darin, dass vielen Menschen gar nicht bewusst ist, dass sie von Unverträglichkeiten auf Nahrungsmittel betroffen sind. Sie haben sich nämlich schon so sehr an ihre Symptome gewöhnt, dass sie diese geradezu als Normalzustand ansehen.

Panikstörung

Auch im Rahmen von Panikattacken kommt es oft zu Schwindelgefühlen. Diese treten ohne Vorwarnung, blitzartig aus heiterem Himmel auf und dauern je nach Situation nur wenige Minuten oder mehrere Stunden lang an. Begleitet wird das Schwindelgefühl dabei zumeist von körperlichen Symptomen wie Herzklopfen oder - rasen, Schweißausbrüchen, Atemnot bis hin zu Erstickungsgefühlen, Anstieg des Blutdrucks, Brechreiz und Übelkeitsgefühlen, sowie Durchfall.

Da all diese körperlichen Symptome oft auch im Rahmen eines Herzinfarkts oder Schlaganfalls auftreten, können sie in Folge wieder zu der Befürchtung führen, an einer solchen Erkrankung zu leiden. Im schlimmsten Fall verstärken sich die Symptome als Reaktion auf diese Angst erneut. Oft kommt es zu Gefühlen der Todesangst. Als Reaktion auf diese Gefühle werden in der Folge dann oft die Orte gemieden, an denen einmal ein Anfall aufgetreten ist. In besonders schweren Fällen treten Schwindelerfahrungen im Zusammenhang mit einer Panikstörung sogar mehrfach pro Tag auf.

Diese Anfälle ereignen sich nicht nur während der Tagesstunden, sondern zeigen sich auch nachts. Sie können dann sehr leicht mit anderen Erkrankungen verwechselt werden. Dies liegt vor allem darin begründet, dass die Betroffenen während der Nachtzeit das Gefühl haben, durch den Schwindel geweckt worden zu sein. Obwohl nach den Anfällen oft ein Gefühl großer Schwäche und Erschöpfung auftritt, finden sie dennoch keinen Schlaf. Oft wird bei derartigen Formen des Schwindels erst im Laufe einer Psychotherapie deutlich, welche Prozesse für das Auftreten der Symptomatik verantwortlich sind.

Phobische Störung

Phobien können oft auch mit Gefühlen des Schwindels einhergehen. Mit dem Begriff der Phobie wird eine Angst bezeichnet, die entsteht, weil man fürchtet in bestimmten Situationen zu versagen. Dazu zählen auch Situationen, die in einer Person Gefühle der Ohnmacht und der Hilflosigkeit auslösen können. Auch die Angst von Peinlichkeit und Scham können Inhalt einer Phobie sein.

Ähnlich wie bei anderen psychisch bedingten Formen des Schwindels, ersetzt auch hier der Schwindel die eigentliche Angst des Patienten oder es kommt dazu, dass der Patient seine Angst von dem eigentlichen Verursacher auf den Schwindel verschiebt. So weicht beispielsweise die Angst vor großen Menschengruppen der Angst, dass in einer solchen Gruppe ein Schwindelanfall auftreten könnte, der es einem unmöglich macht, sich fortzubewegen.

In den meisten Fällen kann erst nach genauem Hinsehen und einer langwierigen Analyse geklärt werden, dass derartige Schwindelattacken an bestimmte Situationen gebunden sind und damit dort am häufigsten auftreten. Typisch sind Szenen, wo es zu größeren Menschenmengen kommt wie etwa in Bus, Bahn und Flugzeug, aber auch an der Kasse im Supermarkt. Desweiteren können auch bestimmte soziale Situationen als Auslöser fungieren, in denen der Betroffene einer zwischenmenschlichen Bewertung ausgesetzt ist.

Eine soziale Phobie äußert sich vornehmlich in der tiefsitzenden Angst vor sozialen Situationen oder Bewertungssituationen. Furcht auslösend wirkt hier besonders die kritische Bewertung durch die Mitmenschen. Dabei spielt die Angst vor Scham und Beschämung eine zentrale Rolle.

Leitsymptom einer Phobie ist immer ein Gefühl der Angst, das an ein bestimmtes Objekt oder eine bestimmte Situation gebunden ist. Die Konfrontation mit einer solchen Situation führt zu unmittelbaren Angstreaktionen. Oft kommt es dabei zu Panikattacken. In fast 100 % der Fälle treten dabei die typischen körperlichen Symptome von Angst auf wie etwa Rotwerden, Herzrasen, Schwitzen, kalte Hände oder Schwindel.

Diese Art der psychischen Erkrankung führt oft zu einem deutlichen Vermeidungsverhalten, was die normale Lebensführung deutlich beeinträchtigt. Oftmals verschlimmert sich dieses im Laufe der Zeit noch. Jedoch wird ein Vermeidungsverhalten von den Patienten nicht als solches wahrgenommen, sondern ihre Handlungen werden von ihnen selbst allein als Folgen der Schwindelerkrankung erklärt.

Polyneuropathie

Eine *Polyneuropathie* ist eine Erkrankung der peripheren Nervenbahnen, also den Bereichen des Nervensystems, die sich außerhalb des Rückenmarks und Gehirns befinden. Bei dieser Erkrankung sind immer mehrere Nerven gleichzeitig betroffen.
Der Beginn der Polyneuropathie äußert sich bei vielen Betroffenen zunächst durch Taubheitsgefühle und Ameisenkribbeln in den Unterschenkeln sowie Schwindelgefühle. Im fortgeschrittenen Stadium wird der Gang unsicher, weil durch die defekten Nervenbahnen das Gleichgewichtszentrum gestört ist. Besonders ältere Patienten sind dann sehr sturzgefährdet.

Da es über 150 verschiedene Ursachen für eine Polyneuropathie gibt, ist es nicht immer einfach, den tatsächlichen Grund der Erkrankung herauszufinden. Letztendlich führen jedoch alle Ursachen zu dem gleichen Ergebnis, nämlich der Zerstörung der Nerven. Sehr häufig entstehen Nervenschädigungen als Folgeerkrankung von Diabetes und Alkoholmissbrauch. Auch Infektionen durch Borrelien und Herpesviren, sowie Umweltschadstoffe können Polyneuropathie auslösen.

Zum Leidwesen vieler Betroffener bleiben die Ursachen meistens unentdeckt, wenn die Erkrankung nicht in Verbindung mit Diabetes oder Alkoholmissbrauch steht. Für einen Behandlungserfolg oder Verlangsamung des Krankheitsprozesses ist das eine ungünstige Voraussetzung.
Überhaupt wird die Prognose einer Polyneuropathie als nicht sehr günstig bewertet, weil die Symptome in den meisten Fällen nur gelindert, die Erkrankung jedoch nicht geheilt werden kann.

Posttraumatischer Schwindel

Schwindelsymptome treten oft auch im Rahmen einer posttraumatischen Belastungsstörung auf. Diese wird durch das eigene Erleben oder Beobachten eines als extrem traumatisch empfundenen Ereignisses ausgelöst und kann mit der Androhung von Tod, Verletzungen oder der Gefährdung der körperlichen Unversehrtheit einhergehen. Je intensiver und direkter das Erleben der Situation war, umso größer ist die Wahrscheinlichkeit, dass sich eine derartige posttraumatische Belastungsstörung entwickelt.

Psychogener Schwindel

Der Psychogene Schwindel wird auch als *phobischer Attackenschwindel* bezeichnet und tritt bei diversen psychischen Erkrankungen auf. Am häufigsten geschieht dies bei Erkrankungen, die mit Angstzuständen in Verbindung stehen, wie zum Beispiel Panikattacken oder Phobien. Auch als Folge zu starken psychischen Drucks, unter anderem beim Burn-Out-Syndrom, kann phobischer Attackenschwindel ein Warnsignal darstellen. Der Leidensdruck wird für die Patienten durch die plötzlichen Schwindelanfälle zusätzlich erhöht. Hinzu kommt eine gegenseitige Verstärkung der einzelnen Symptome.

Da mit dem Schwindelgefühl auch Begleiterscheinungen wie unsicheres Gehen oder Stehen, Schweißausbrüche, Herzrasen, Engegefühl in der Brust, trockener Mund, Atemnot oder eine gewisse Leere im Kopf einhergehen, attribuiert der Kranke diese Symptome mit seiner psychischen Erkrankung. Diese wird hierdurch verstärkt, was wiederum die Chance für neue Schwindelanfälle erhöht. Es entsteht sozusagen ein Teufelskreis, dem man meistens nur mit Medikamenten beizukommen versucht.

Häufig ereilt der phobische Attackenschwindel die Patienten an angstträchtigen Orten wie Brücken, Treppen, leeren Räumen, großen Plätzen, Straßen, Kaufhäusern oder Theatern. Das erstmalige Auftreten findet in den meisten Fällen direkt nach einer starken psychischen Belastung statt. Der Patient erlernt dann quasi, an diesen Orten immer Angst zu haben und diese Schwindelsymptome zu entwickeln. Die Angst und der Schwindel werden also *generalisiert.* Noch höher ist der Leidensdruck für Patienten, wenn der Schwindel in Zusammenhang mit Depressionen, Psychosen oder Neurosen auftritt. Denn in diesen Fällen tritt er meistens recht wechselhaft als Dauerschwindel auf. Übelkeit ist keine seltene Begleiterscheinung. Die Zuversicht, sicher im Raum verankert zu sein und sich darin zurecht zu finden, ist ein unverzichtbares Gefühl für unser menschliches Sein. Daher treffen unerwartete Schwindelgefühle, ein Verlust des physischen und psychischen Gleichgewichts, die Patienten in der Regel besonders stark.

Bedenken Sie, dass auch ein rein physiologisch basiertes Schwindelgefühl nicht ohne psychische Wirkung bleiben wird. In einem sehr weit gefassten Sinne ist daher ein jedes Schwindelgefühl psychosomatisch. Im engeren Sinne versteht die Wissenschaft jedoch darunter ein Schwindelgefühl, dessen unmittelbare Ursache zwar physiologischer Natur ist, bei dem aber psychische Faktoren die Entstehung, Entwicklung und Dauer maßgeblich beeinflussen. Schätzungen gehen davon aus, dass bei mindestens 30 % bis 50 % der von Schwindel Betroffenen auch eine Beteiligung der Psyche vorhanden ist. Schwindelsymptome treten hier vor allen Dingen als Begleitsymptome von Angst- und Panikstörungen, Phobien und Depressionen auf.

Oftmals zeigen Patienten, die an einem psychisch verursachten Schwindel leiden, eine stärkere Beeinträchtigung als Personen, die von einem organischen Schwindel betroffen sind. Doch auch bei physiologisch begründetem Schwindel ist die Psyche des Patienten nicht außer Acht zu lassen, da diese die Heilung beeinträchtigen oder im schlimmsten Falle gar verhindern können.

Interessant ist die Frage, wie psychosomatischer Schwindel entstehen kann. Wie ein physiologisch bedingter Schwindel entsteht ist klar, und Sie finden genauere Informationen dazu am Beginn des Buches. Sehr viel schwieriger jedoch ist die Entstehung des psychologisch bedingten Schwindels zu erklären. Man geht davon aus, dass diese Art des Schwindels sich hauptsächlich auf der Ebene der Empfindungen des Betroffenen abspielt. Im Prinzip drückt er also hier einen unsicheren Zustand im Erleben und Empfinden der betroffenen Person aus.

Die Ursachen für einen psychisch bedingten Schwindel können vielfältig sein. Oft zeigt er sich bei Affekten und Emotionen, die für die betroffene Person unbegreiflich und beängstigend sind. Sie sind verwirrend, und das spiegelt sich in dem Schwindelgefühl wider. Auch innere und äußere Wahrnehmungen können Ängste auslösen, die wiederum Schwindelgefühle nach sich ziehen. Zudem werden durch äußere Umstände mitunter die Sinne überreizt und es kommt – ohne organische Grundlage – zu einem Verarbeitungsproblem. In diesem Fall lässt sich oft beobachten, dass die Erwartungen einer Person nicht mit den Tatsachen übereinstimmen. Dies führt dann zu einer unsicheren Wahrnehmung des Raumes und zu Schwindelgefühlen.

In jedem dieser Fälle drückt sich die Psyche durch körperliche Symptome aus. Dieses Phänomen an sich ist nicht unbekannt, kommt es doch zum Beispiel bei Angst, einer Emotion, die auf psychischen Prozessen basiert, oft zu körperlichen Symptomen wie Schweißausbrüchen, Mundtrockenheit, Herzrasen, Atemnot und anderen körperlichen Symptomen. Diese Symptome werden vom Betroffenen unmittelbar bewusst und stark erlebt. Bei einigen Patienten äußert sich ein psychologisch bedingter Schwindel durch diffusen Schwindel oder Schwankschwindel. Symptome wie Gangunsicherheit und Benommenheit sind hier typisch.

Schädelverletzungen

Eine Schädelverletzung wird durch einen Unfall, Schlag oder Sturz verursacht. Typische Symptome zeigen sich durch Schwindel, Sehstörungen, heftige Kopfschmerzen mit Übelkeit und Erbrechen. Ganz klassisch ist auch die Bewusstseinsstörung, eine Art Gedächtnislücke, die kurz nach dem Unfall bzw. der Verletzung am Kopf auftritt. Das bedeutet, der Betroffene ist häufig nicht mehr in der Lage zu schildern, wie sich die Kopfverletzung ereignete. Dieser Erinnerungsausfall ist in den überwiegenden Fällen nur vorübergehender Natur. Nach gutem Auskurieren der Gehirnerschütterung gesundet der Betroffene vollständig.

Bei einer Gehirnerschütterung (entspricht einem Schädel-Hirn-Trauma) sollte der Betroffene unbedingt ruhig liegen. Da eine Gehirnblutung im Zusammenhang mit einer Gehirnerschütterung unbedingt ausgeschlossen werden muss, müssen ärztliche Untersuchungen erfolgen.

Schilddrüsenerkrankungen

Fehlfunktionen der Schilddrüse können auch Schwindel verursachen. Dies geschieht bei einem Übermaß an Schilddrüsenhormonen (Hyperthyreose), als auch bei zu wenigen Schilddrüsenhormonen (Hypothyreose). Bei der häufiger vorkommenden Hypothyreose können niedriger Blutdruck und eine reduzierte Herzfrequenz auftreten, was zu Schwindel, Benommenheit und allgemeiner Schwäche führt.

Schimmelpilze

Eine Belastung mit Schimmelpilzen liegt viel häufiger vor als dies allgemein bekannt ist. Leider wird dieses Thema in der Schulmedizin viel zu selten in der Diagnostik berücksichtigt. Und wird der Schimmel schließlich entdeckt, dann ist häufig bereits großer Schaden eingetreten – sei es in der Wohnung als auch bei der Gesundheit. Die Gefahr, die von Schimmelpilzen ausgeht, wird weitläufig allzu sehr unterschätzt. Dabei sind Schimmelpilzsporen enorm gesundheitsgefährdend und können zu vielschichtigen Beschwerden führen.

Ähnlich wie Staubpartikel schweben Schimmelpilzsporen in der Luft herum und sind mit bloßem Auge nicht erkennbar. Über die Atemwege und die Haut werden sie vom Körper aufgenommen und gelangen so in den Organismus. Je nach Disposition kommt es infolgedessen zu unterschiedlichsten gesundheitlichen Problemen. Neben Asthma, Müdigkeit und Depressionen tritt auch sehr häufig Schwindel auf, sobald ein Schimmelpilzallergiker mit den krankmachenden Sporen in Kontakt kommt. Dabei geht dieser oftmals mit weiteren Symptomen einher, die auch bis zu schweren Erschöpfungszuständen sowie Gedächtnis- und Sprachstörungen reichen können.

Viele Betroffene laufen schließlich über einen langen Zeitraum von Arzt zu Arzt, um eine Ursache für ihre gesundheitlichen Probleme zu finden. Nicht selten werden sie als Hypochonder abgekanzelt. Ist der schimmelpilzbedingte Schaden in der Wohnung noch überschaubar, kann dieser mit fachmännischer Hilfe beseitigt werden. Wird der Pilzbefall jedoch zu spät erkannt, sodass das Wohnumfeld bereits umfangreich geschädigt ist, so bleibt in diesen Fällen oftmals keine Alternative, als einen Wohnungswechsel vorzunehmen.

Schimmelpilze lauern leider auch täglich in der Küche. Dabei entstehen sie nicht nur aufgrund mangelnder Hygiene oder verdorbener Lebensmittel, sondern können auch in frisch aus dem Supermarkt erworbenen Produkten enthalten sein. Und das, obwohl man diese nicht mit bloßem Auge sehen kann! Sie meinen, das geht nicht? Dann lesen Sie ab heute auch das Kleingedruckte auf den Verpackungen der Lebensmittel, die Sie regelmäßig kaufen. Sobald dort ein Zusatzstoff mit einer E-Nummer deklariert ist, sollten Sie Vorsicht walten lassen. Denn viele der Konservierungsstoffe, die hinter einer E-Nummer stecken, werden auf der Basis von Schimmelpilzen hergestellt.

Ähnliches kann Ihnen auch bei der Einnahme von bestimmten Nahrungsergänzungsmitteln passieren. Hier geht es insbesondere um künstlich hergestellte Enzyme. Denn diese sind ebenfalls sehr häufig auf Schimmelpilzbasis hergestellt.

Aber Schimmelpilze lauern nicht nur in den eigenen vier Wänden, sondern auch in vielen anderen Bereichen des Alltags. Wer beispielsweise ländlich wohnt und hin und wieder von „frischer Landluft" als Folge gedüngter Felder eingenebelt wird, sollte an solchen Tagen besser die Fenster schließen oder das Weite suchen. Denn in den verwendeten Düngemitteln, die häufig aus Schweine- und Kuhställen stammen, sind große Mengen Schimmelpilze enthalten, die durch das Düngen in die Umgebungsluft gelangen.

Auch beim Rasenmähen kommt es zur Freisetzung von Schimmelpilzsporen, sodass auch in dieser Situation die Fenster geschlossen werden sollten. Überhaupt verbergen sich im Garten so einige Gefahrenquellen, um mit Schimmelpilzen in Kontakt zu kommen.

Wenn Sie unter einer Schimmelpilzallergie leiden, sollten Sie einen großen Bogen um die Biotonne und den Komposthaufen machen. Und auch Gartenarbeit mit vielen Erdbewegungen kann zu unerwünschten Schimmelpilzfreisetzungen führen. Wenn Sie auf Ihr Gartenhobby jedoch nicht verzichten möchten, unternehmen Sie zumindest Schutzvorkehrungen in Form eines Mundschutzes. Dieser kann Ihnen eine große Hilfe sein, die unerwünschten Pilzsporen nicht einzuatmen.

Wie Sie sehen, lauert der Schimmelpilz an vielen Ecken, an denen man diesen gar nicht vermuten würde. Und die Wahrscheinlichkeit, dass Ihr Schwindel durch Schimmelpilze ausgelöst wird, ist doch um ein Vielfaches größer als Sie vermutlich noch zu Beginn dieses Kapitels gedacht hatten. Lassen Sie sich bei einem begründeten Verdacht auf eine Schimmelpilzallergie von einem erfahrenen Arzt für Naturheilkunde oder Heilpraktiker untersuchen. Denn nicht immer wird diese Allergie durch die herkömmlichen Testverfahren beim Allergologen aufgedeckt.

Die hilfreichste Therapiemöglichkeit bei einer Schimmelpilzallergie besteht aus dem Meiden der allergieauslösenden Substanzen, also der Schimmelpilze. Geschieht dies nicht, besteht die Gefahr, dass sich das Krankheitsbild im Laufe der Zeit weiter verschlechtert und die persönliche Toleranzgrenze immer weiter absinkt.

Schleudertrauma

Das Schleudertrauma wird auch als *HWS-Distorsion* bezeichnet. Es kommt besonders häufig nach Autounfällen vor, aber auch Stürze oder Sportunfälle können diese Weichteilverletzung der Halswirbelsäule zur Folge haben. Unabhängig davon, welche Ursache als Auslöser fungiert, das Trauma tritt immer durch eine gewaltsame, schnelle und ruckartige Bewegung des Kopfes auf. Der Kopf wird dabei derart herumgeschleudert, dass die betroffene Person keinen Einfluss darauf hat. Durch eine Überstreckung des Kopfes kommt es zu einer Überdehnung der Bänder und Muskeln der Halswirbelsäule.

Man kann es auch so verstehen: Es wird innerhalb ganz kurzer Zeit unheimlich viel Energie auf die Nackenregion übertragen, die zu einer Verrenkung der Halswirbelsäule führt. Und genau hieraus resultieren verschiedene Probleme, es kommt aber nur in extremen Situationen zu Frakturen oder Bänderrissen. Um das konkrete Ausmaß des Schleudertraumas zu ermitteln, werden in der Regel aufwändige Diagnosemethoden angewandt. Man kann sagen, je komplexer sich das Krankheitsbild zeigt, umso umfangreicher sind die Untersuchungsverfahren. Diese reichen von Röntgenaufnahmen, Messungen der Nervenleitgeschwindigkeit bis zur Magnetresonanztomographie (MRT).

In vielen Fällen können durch gezielte Therapien langfristige Folgeschäden vermieden werden, aber es gibt auch zahlreiche Betroffene, bei denen dies nicht gelingt. Bei ihnen kann das Schleudertrauma bedeutende Einschränkungen im Alltag und in der bisherigen Lebensführung mit sich bringen. Chronische Beschwerden wie Schwindel, Gangunsicherheit, Kopf- und Nackenschmerzen sind typisch. Je nach Ausprägung kann es zu sehr schwerwiegenden Beeinträchtigungen des Lebens kommen, allerdings gehen Untersuchungen davon aus, dass nur etwa 3 % der Betroffenen unter maßgeblichen langfristigen Folgen leiden.

Die Symptome, die beim Schleudertrauma auftreten, sind sehr komplex:

- Aufmerksamkeitsstörungen
- Benommenheit
- Denkstörungen
- Desorientierung
- Erschöpfung
- Gangunsicherheit
- Geschmacksstörungen
- Gesichtsfeldeinschränkungen
- Gesichtsschmerzen
- Hinterkopfschmerzen
- Hörstörungen
- Missempfindungen im Gesicht und in den Armen
- Muskelfunktionsstörungen
- Ohrgeräusche
- Raumorientierungsstörungen
- Schlafstörungen
- Schwindel
- Schwächegefühl
- Sehstörungen
- Spasmen

Nicht selten treten mehrere Symptome gleichzeitig auf, sodass das Krankheitsbild sehr individuell ausgeprägt ist. Das einmal in Erscheinung getretene Symptom-Muster wird in der Regel beibehalten. So individuell das Krankheitsbild ist, so maßgeschneidert sollte die Behandlung erfolgen. Von großer Bedeutung ist hier die anatomische Zugänglichkeit der geschädigten Halswirbelbereiche. Die Behandlung der Halswirbelsäule sollte nur durch sehr erfahrene Therapeuten erfolgen, da dieser Körperbereich nicht unkritisch ist.

Vergiftung durch Schadstoffe

Fragt man Umweltmediziner nach einer möglichen Ursache für Schwindel, so bekommt man die einstimmige Antwort: Schwermetalle und insbesondere Amalgam sind häufige Auslöser. Möglicherweise haben Sie sich bisher mit dem Thema „Schwermetalle“ noch nicht auseinandergesetzt und vermuten bisher keinerlei Zusammenhang zwischen Ihrem Schwindel und Schadstoffen in Ihrem Körper. Spätestens wenn keine Ursache für den chronischen Schwindel gefunden wird, oder verschiedene Therapien bereits fehlgeschlagen sind, sollte eine mögliche Schwermetallbelastung abgeklärt werden.

Schadstoffe umgeben uns heutzutage in einem Umfang, wie es nie zuvor in der Geschichte der Menschheit der Fall war. So entstehen bestimmte „moderne“ Erkrankungen nicht zufällig, sondern stehen in engem Zusammenhang mit den Belastungen der heutigen industrialisierten Umwelt, die geprägt ist durch Zigarettenqualm, Auto- und Industrieabgase, belastetes Trinkwasser, Pestizide, Schwermetalle in Gemüse, Fisch und Zahnersatz, Medikamente etc..

Somit nehmen chronische Vergiftungen seit Jahren kontinuierlich zu. In der Tat sind Umweltgifte - ob sie nun von Autoabgasen in der Luft, Pestizidrückständen in unseren Lebensmitteln oder Amalgamfüllungen in den Zähnen stammen - in unserem Alltag fast allgegenwärtig. Hinzu kommen noch verschiedenste künstliche Konservierungs- und Farbstoffe oder Holzschutzmittel, denen man als normaler Verbraucher kaum noch entkommen kann. Bei dieser Vielfalt von Belastungen ist es nicht verwunderlich, dass es bei immer mehr Menschen zu umweltbedingten gesundheitlichen Beschwerden wie beispielsweise Allergien, Hautausschlägen oder Ekzemen kommt.

Aber auch Schwindel, ständige Müdigkeit, Konzentrationsstörungen, Kopfschmerzen und Verdauungsbeschwerden gehören zu den Symptomen, die durch eine vermehrte Giftexposition auftreten können. Laut dem bekannten Toxikologen Dr. Daunderer ist Schwindel eines der 190 wichtigsten Symptome einer Amalgamvergiftung mit Quecksilberallergie. Zitat: „Schwindel: wahre Ursache ist Amalgam". (Quelle: www.toxcenter.de)

Bei chronischen Vergiftungen sind es in den meisten Fällen Schwermetallbelastungen, die zu gesundheitlichen Beeinträchtigungen führen. Es gibt aber auch viele umwelterkrankte Patienten, die durch Pestizide, Holzschutzmittel, Lösungsmittel und andere chemische Substanzen belastet sind. Schwermetalle wie Quecksilber und Palladium aus Zahnfüllungen, Blei (u. a. aus Trinkwasser aufgrund von Bleirohren in Altbauten), Aluminium (u. a. in Deos), Nickel, Chrom und einige andere lagern sich im Körper ab und führen zu vielfältigen gesundheitlichen Problemen. Ganz zu schweigen von all den Kunststoffrückständen wie z.B. Plastik, die inzwischen in unser aller Blut zirkulieren.

Zwar hat sich das Wissen im Bereich der Umweltmedizin in den vergangenen 10 Jahren enorm verbessert, aber dennoch gibt es angesichts der vielen Betroffenen immer noch viel zu wenige erfahrene Therapeuten.

Verspannungen

Schwindel tritt auch oftmals bei Verspannungen der Muskulatur und des Bindegewebes auf, besonders häufig in der Nacken- und Schulterregion. Die Frage, die an dieser Stelle immer abzuklären ist: Was bedingt was? Sind es die Nackenverspannungen, die den Schwindel auslösen, oder war der Schwindel zuerst da? Vielleicht ist es ja auch die Schonhaltung gewesen, die die Verspannungen im Nacken begünstigt?

Manchmal sind psychische Faktoren die Ursache für den Schwindel, denn dauerhafte Ängste, Unruhe und Nervosität können Verspannungen im Nacken begünstigen. Hier hat sich die progressive Muskelentspannung nach Jacobson bewährt. Manchen bekommt Yoga besonders gut, da diese Entspannungsform durch Wechsel von Muskelkräftigung und Muskelentspannung zum Stressabbau führt. Und nicht nur das, denn Yoga hilft auch dabei, mit belastenden Ereignissen im Beruf und im Privatleben besser umzugehen.

Zumeist hängt der verspannungsbedingte Schwindel auch mit der direkten Lebensweise zusammen. So leiden besonders Personen mit sitzender Tätigkeit häufig unter Verspannungen im Nacken- und Schulterbereich. Für zu langes Sitzen am PC ist unser Körper nicht geschaffen. Diese Sitzhaltung, meist bestehend aus ungünstiger Justierung, schlechtem Augenabstand und einem nicht optimalen Stuhl/TischVerhältnis verstärken diese Verspannungsproblematik.

Ganz wichtig ist, dass man regelmäßige Pausen macht, auch wenn man nur ganz kurz aufsteht, um zum Beispiel zum Drucker zu gehen oder einen Briefumschlag zu holen. Hier sind es oft Kleinigkeiten, die große Wirkungen mit sich bringen. Wer sich schon tagsüber überwiegend in sitzender Position befindet, sollte zumindest am Abend vermeiden, zu viel zu sitzen. Tägliche Bewegung von mindestens 20 Minuten sorgt Verspannungen vor und kann bestehende lindern. Auch regelmäßiges Schwimmen kann die Verspannungen lösen.

Schwindel in verschiedenen Lebensabschnitten

Schwindel in den Wechseljahren

Die Wechseljahre sind ein hormonbedingter physiologischer Umstellungsprozess, der zwar ganz natürlich ist, aber von vielen Frauen als belastend erlebt wird. Bei der Mehrzahl der Frauen in der Altersgruppe von 45 bis 60 Jahren zeigen sich aufgrund eines hormonellen Ungleichgewichts Wechseljahressymptome unterschiedlichster Art. Am bekanntesten sind Hitzewallungen, Schweißausbrüche und Erröten, was auf die Unregelmäßigkeiten in der Temperaturregulierung zurückzuführen ist. Doch auch diverse Veränderungen des Nervensystems können durch die verminderte Hormonproduktion auftreten. Da das vegetative Nervensystem für die Steuerung unwillkürlicher Körperfunktionen wie des Herzschlages, der Verdauung, des Atmungsvorganges sowie sämtlicher Stoffwechselvorgänge zuständig ist, kommt es bei vielen Frauen zu Herzrasen, vermehrter Nervosität und Reizbarkeit, Schlafstörungen oder Stimmungsschwankungen. Dass auch Schwindel auftreten kann, wird häufig nicht bedacht, obwohl es sogar ein recht häufig vorkommendes Symptom der Wechseljahre ist.

Die Ausprägung des Schwindelgefühls ist sehr unterschiedlich und zeigt sich nicht nur durch Schwindelattacken, sondern auch durch Gleichgewichtsverlust und sogar Orientierungslosigkeit. Typisch ist eine plötzliche Schwindelattacke nach zu schnellem Aufstehen. Aber auch Flüssigkeitsmangel und unzureichendes Essen können zu Schwindelgefühlen führen. Meistens halten diese Attacken nur sehr kurze Momente an. Auch wenn sie in der Regel nicht gefährlich sind, werden sie als störend und lästig empfunden und führen auch zur Verunsicherung. Es ist also sinnvoll, möglichen Schwindelattacken von vornherein entgegenzuwirken. Bis vor wenigen Jahren war eine Hormonersatztherapie Standard bei der Behandlung von Wechseljahresbeschwerden. Aufgrund inzwischen bekannter bedenklicher Nebenwirkungen, die bei dieser Behandlungsform auftreten können, werden heute pflanzliche Substanzen bevorzugt eingesetzt.

Je nach Situation sollten stattdessen oder zusätzlich einige einfache Vorkehrungen im Alltag getroffen werden, die sich günstig auf den Hormonhaushalt auswirken und wechseljahresbedingten Schwindel lindern können:

Salzkonsum

Salz hat gemeinhin den Ruf, eher gesundheitsschädlich als gesundheitsfördernd zu wirken. Doch es gibt Situationen, in denen ein Mehr an Salz durchaus angebracht ist. So kann Schwindel entstehen, wenn der Körper über einen längeren Zeitraum hinweg mit zu wenig Salz versorgt wird, weil eine salzreduzierte Kost verzehrt wird.

Eine erhöhte Salzzufuhr ist zudem angebracht, wenn aufgrund von übermäßigem Schwitzen (z. B. Hitzewellen, Schweißausbrüche, Sport, Saunagänge) viel Wasser ausgeschieden wird.

Bewegung

Regelmäßige Bewegung ist eine der besten Maßnahmen, um wechseljahresbedingten Schwindel zu lindern. Einerseits trägt diese zu einer Harmonisierung des Hormonhaushaltes bei, andererseits reduziert sie den Stress, der sich wiederum negativ auf die Hormone auswirkt und Symptome in den Wechseljahren begünstigt.

Schlafdauer und -qualität

Erholsamer Schlaf von einer Dauer von 7 bis 8 Stunden wirkt sich positiv und vielfältig auf die Gesundheit des Menschen aus. So kann auch der wechseljahresbedingte Schwindel durch einen gesunden Schlaf verringert oder sogar verhindert werden.

Rauchen

Dass Rauchen nicht gesundheitsförderlich ist, weiß inzwischen jedes Kind. Dass Schwindelattacken in den Wechseljahren durch Rauchen getriggert werden können, ist hingegen weniger bekannt. Wenn Sie von Schwindel betroffen sind und noch immer rauchen, sollten Sie die Zigaretten langsam in die Verbannung schicken.

Wasserzufuhr

Schwindelattacken sind häufig eine Folge von Dehydrierung. Wenn man von Schwindel betroffen ist, sollte eine ausreichende Versorgung mit Flüssigkeit an oberster Stelle stehen. Täglich sollten mindestens 8 Gläser Wasser getrunken werden.

Vitalstoffreiche Ernährung

Schwindel kann häufig durch eine verbesserte Kreislauffunktion gelindert werden. Nährstoffe wie die Vitamine B, D und E sowie Omega-3-Fettsäuren wirken sich günstig auf den Kreislauf aus und tragen damit zur Reduzierung von Schwindelattacken bei. Zudem kann der Verzehr von östrogenhaltigen Lebensmitteln oder Nahrungsergänzungsmitteln wie beispielsweise Soja, Granatäpfeln oder Rotklee Schwindel lindern, indem diese zu einem ausgeglichenen Hormonhaushalt beitragen.

Medikamente

Eine weit verbreitete Nebenwirkung zahlreicher Medikamente ist das Auftreten von Schwindel. Wenn Sie von Schwindel betroffen sind und Medikamente jeglicher Art einnehmen, überprüfen Sie das Kleingedruckte und nehmen Sie Rücksprache mit Ihrem behandelnden Arzt auf, damit dieser ggf. eine Umstellung auf ein anderes Präparat vornehmen kann.

Pflanzliche Präparate

Bei eher leichten Wechseljahresbeschwerden stellt die Behandlung mit Phytoöstrogenen eine gute und schonende Therapieoption dar. Dabei handelt es sich um pflanzliche Substanzen, die den körpereigenen Östrogenen ähneln und so eine harmonisierende und lindernde Wirkung entfalten. Hier sind vor allem Präparate aus Traubensilberkerze, Soja und Rotklee zu nennen.
Sie sind in der Regel gut verträglich, haben aber den Nachteil, dass sich die erwünschte Wirkung erst nach mehreren Wochen einstellt, und das auch nur, wenn sie regelmäßig und ausreichend hoch dosiert eingenommen werden.

Grundsätzlich wird bei der Selbstmedikation mit derartigen Präparaten ein halbjährlicher Routine-Besuch beim Arzt empfohlen. Die Traubensilberkerze kommt ursprünglich aus Nordamerika, wo sie traditionell von den Indianern als Heilpflanze bei Frauenleiden verwendet wird. Die Wirkung tritt nach 2 bis 4 Wochen ein. Wenn eine hormonsensitive Erkrankung vorliegt, wie beispielsweise Brust-, Gebärmutter-, oder Eierstockkrebs, sollte Traubensilberkerze nicht oder nur nach Rücksprache mit Ihrem behandelnden Arzt erfolgen. Rotklee ist eine wildwachsende Wiesenpflanze, die traditionell bei der Behandlung von Hautkrankheiten verwendet wird. Der Einsatz von Rotklee-Blattextrakten bei Wechseljahresbeschwerden hat sich in der Naturheilkunde etabliert.
Bei hormonabhängigen Tumoren sollten Sie vor einer Einnahme in jedem Fall Kontakt mit Ihrem Arzt aufnehmen.

Arztbesuch

Auch wenn Sie den Verdacht haben, dass die Schwindelattacken den Wechseljahren geschuldet sind, sollten Sie nicht um jeden Preis versuchen, in Eigenregie eine Linderung zu erreichen. Bedenken Sie, dass hinter Schwindel auch immer ganz andere Dinge stecken können. Insofern sollten Sie nicht unnötig Zeit verlieren, sondern einen Arzt kontaktieren, wenn sich in kurzer Zeit trotz verschiedener Maßnahmen keine Besserungen zeigen.

Schwindel im Alter

Die Häufigkeit, Schwindelattacken zu erleiden, steigt mit zunehmendem Alter gravierend an. Während bei jüngeren Personen Schwindel nur bei weniger als 20 % auftritt, sind es bei den über 65-Jährigen bereits 30 %. Bei den über 80-jährigen Menschen steigt diese Rate sogar auf fast 40 % an. Man führt dies darauf zurück, dass der Körper altert und Abnutzungserscheinungen der Organe und des Knochengerüstes entstehen.

Besonders häufig wird der gutartige Lagerungsschwindel bei Senioren beobachtet, denn immerhin ist jeder dritte über 70-Jährige hiervon betroffen. Man führt die hiermit einhergehende Ablösung der kleinen Ohrkristalle auf den normalen Alterungsprozess zurück. Denn mit zunehmendem Alter scheint sich das Ablösen dieser Kristalle deutlich zu verstärken. Häufig entsteht der Schwindel bei älteren Menschen auch in Verbindung mit verschiedenen Augenerkrankungen sowie mit Polyneuropathie, Diabetes und Bluthochdruck. Schwindel bei älteren Menschen ist besonders gefährlich, weil diese durch den Schwindel hochgradig sturzgefährdet sind. Nicht selten kommt es hierbei zu schweren Knochenbrüchen und anderen Verletzungen mit einer ungünstigen Heilungsprognose.

Psychisch bedingte Schwindelattacken bleiben bei älteren Personen häufig unentdeckt. Denn sehr oft werden depressive Erkrankungen nicht erkannt, und damit bleibt auch der psychogene Charakter der Schwindelerkrankung verborgen. Der Grund hierfür liegt darin, dass gerade bei älteren Menschen immer zuerst eine altersbedingte Ursache für derartige körperliche Symptome angenommen wird, bevor eine psychologische Diagnostik überhaupt in Betracht gezogen wird.

Um die Gefahr von Stürzen zu reduzieren, ist es ganz wichtig, das Wohnumfeld barrierefrei zu gestalten und Stolperfallen zu beseitigen. Viele kleine Alltagshelfer und auch manchmal erforderliche Umbaumaßnahmen sind neben der medizinischen Behandlung des Schwindels die wichtigste Sturzprophylaxe.

Schwindel bei Kindern

Kinder leiden häufig unter Schwindel, Untersuchungen gehen davon aus, dass ungefähr 15 % der Schulkinder einmal jährlich eine Schwindelattacke erleben. In der Regel stellt sich der kindliche Schwindel als harmlos heraus und lässt sich meistens durch einfache Maßnahmen lindern oder beseitigen. Im Vergleich zu Erwachsenen kann bei Kindern wesentlich häufiger die Ursache erkannt werden, allerdings ist die Ursachensuche bei kleinen Kindern schwierig, die ihre Symptome noch nicht artikulieren können.

Besonders häufig entsteht Schwindel im Zusammenhang mit einer Virusinfektion und Mittelohrentzündung. Dies ist insbesondere dann der Fall, wenn das Innenrohr oder der Gleichgewichtsnerv betroffen ist, sodass es zu einer Störung des Gleichgewichtssinns kommt. Innenohrinfektionen haben sich in den letzten Jahren wie eine Epidemie ausgebreitet. So ist es nicht verwunderlich, dass 95 % der Kinder bis zu ihrem sechsten Lebensjahr mindestens eine Ohrinfektion erlebt haben. Je öfter diese Infektionen auftreten, umso größer wird das Risiko, dass sich langfristig Hörschäden einstellen. In sehr gravierenden Fällen führen diese sogar zu einem Verlust des Hörvermögens. Im Allgemeinen kann bei einer Infektion auch ein Flüssigkeitsmangel zu Schwindel führen. Hier sollten Eltern unbedingt darauf achten, dass die Kinder während der Infektion ausreichend Flüssigkeit bekommen, am besten in Form von warm zubereiteten Tees.

Kinder, die an Epilepsie erkrankt sind, leiden überdurchschnittlich oft unter Schwindel. Dieser wird bei epileptischen Anfällen durch eine Desorientierung und weitere Symptome eines epileptischen Anfalls wie beispielsweise Zittern, Speichelfluss, Inkontinenz und Verkrampfen begleitet. Lesen Sie hierzu auch das Kapitel „Schwindel durch Epilepsie“. Auch Kopfverletzungen können zu Schwindel führen. Sobald Kindern nach Verletzungen am Kopf schwindelig wird, und noch zugleich übel, dann muss unbedingt ein Arzt aufgesucht werden. In vielen Fällen liegt dann eine Gehirnerschütterung vor, die unbedingt einer ärztlichen Vorstellung und Behandlung bedarf. Eine ärztliche Untersuchung ist auch erforderlich, wenn der Verdacht auf einen Gehirntumor besteht. Dies sind zwar sehr seltene Fälle, aber auch sie können sich durch Schwindel bemerkbar machen. Migräne kennt man eigentlich eher als eine Erkrankung von Erwachsenen, dabei sind auch auffallend viele Kinder von diesen heftigen Kopfschmerzen betroffen. Besonders häufig betrifft dies Kinder im Alter zwischen 10 und 15 Jahren. Bei ihnen ist die Hälfte der Schwindelattacken sogar auf Migräne zurückzuführen. In der Wachstumsphase kommt es oftmals durch blutgefäßbedingte Beeinträchtigungen zu Störungen des Gleichgewichtsnervs und demzufolge zu Schwindelattacken.

Auch vergleichsweise harmlose Faktoren wie eine stickige, überfüllte Umgebung, Angst und Stress können dazu führen, dass sich ein Kind schwindelig fühlt. Desweiteren kann ein erniedrigter Blutzuckerspiegel eine Ursache für Schwindel bei Kindern sein. Hier ist es oft eine ausgelassene Mahlzeit, die den Blutzuckerspiegel absacken lässt. Sobald wieder Nahrung aufgenommen wird, lässt der Schwindel in diesen Fällen schnell nach. Ähnlich verhält es sich bei zu niedrigem Blutdruck. Hier empfiehlt es sich, das Kind flach hinzulegen und mit ausreichend Flüssigkeit zu versorgen. Schon nach kurzer Zeit kommt es durch die Flüssigkeitsaufnahme zu einem Ansteigen des Blutdrucks.

Einige Kinder wiederum hyperventilieren leicht, was ebenfalls zu Schwindel führen kann. Dann sollte man behutsam auf das Kind eingehen, es beruhigen und auffordern, langsam zu atmen. Manche Kinder reagieren durch eine allergische Reaktion auf einen Insektenstich mit Schwindel. Das Kind sollte man dann nicht aus den Augen lassen, und gegebenenfalls einen Notarzt rufen. Sehr häufig leiden Kinder unter Drehschwindel. Wildes Spielen kann diesen verursachen, aber manche entwickeln diese Art von Schwindel einfach während einer Autofahrt. In diesen Fällen sollten gegebenenfalls Medikamente vor Antritt einer längeren Autofahrt verabreicht werden, die eine auftretende Übelkeit oder Schwindel deutlich reduzieren können.

Auch Vergiftungen zeigen sich durch Drehschwindel, zum Beispiel wenn das Kind versehentlich Alkohol (wie Wein, Bier) getrunken hat. Hat der Schwindel eine konstante Richtung, so weist dies auf eine Störung im Gleichgewichtsorgan oder im Gehirn hin. Oftmals handelt es sich um keine ernsthafte Erkrankung, sollte aber unbedingt vom Arzt abgeklärt werden.

In den meisten Fällen kann der Schwindel durch frische Luft, Hinsetzen oder Nahrung behoben werden. Auch wenn die Ursachen des kindlichen Schwindels in der Regel recht harmlos sind, so sollte man niemals bagatellisieren, wenn ein Kind über Schwindel klagt. Wenn der Schwindel trotz einiger sinnvoller Maßnahmen bestehen bleibt, und keine offensichtliche Ursache erkennbar ist, sollte unbedingt ein Arzt kontaktiert werden. Eine Notsituation liegt vor, wenn das Kind das Bewusstsein verliert und nicht innerhalb weniger Minuten wieder zu sich kommt. Auch wenn die Atmung langsamer wird oder die Gliedmaßen zucken oder sich Inkontinenz zeigt, sollte sofort ein Notarzt gerufen werden.

Anamnese und Diagnostik

Bei Schwindelbeschwerden ist der Hausarzt in der Regel die erste Anlaufstelle. Als vertrauter Ansprechpartner führt er zunächst ein ausführliches Arzt-Patienten-Gespräch durch. Dabei werden vor allem der Krankheitsverlauf des Patienten sehr genau betrachtet und Erkrankungen in Betracht gezogen, die bereits früher vorlagen.

Dies ist erforderlich, damit der Arzt bereits erste wichtige Hinweise auf die mögliche Schwindelform erhält. Denn schon die Unterscheidung, welche Art von Schwindel den Patient leiden lassen, also Drehschwindel, Schwankschwindel, Liftschwindel, Lagerungsschwindel, Taumelgefühl oder auch einfach nur unsicheres Gehen oder schwarz vor Augen werden, lässt bestimmte Krankheitsbilder wahrscheinlicher werden als andere.

Neben der Art des Schwindelgefühls ist auch wichtig, welche Auslöser es für den Schwindel gibt. Ebenso ist die Dauer der einzelnen Schwindelanfälle ausschlaggebend für eine Diagnose. Außerdem ist es ratsam, eventuelle Nebenerscheinungen abzuklären wie u. a. Übelkeit, Schweißausbrüche, Ohrgeräusche oder Pulsveränderungen. So kann man zum Beispiel bei zusätzlicher Übelkeit und Erbrechen eine Schwindelerkrankung, die durch den Kreislauf bedingt ist, weitestgehend ausschließen, da andere Ursachen wahrscheinlicher sind. Auch Beschwerden, die sich direkt auf das Ohr beziehen, lassen wichtige Schlüsse zu. Hat der Patient einen Tinnitus, oder hört er plötzlich schlechter, dann liegt meistens eine Störung des Gleichgewichtsorgans vor. Augenkrankheiten können dann beispielsweise erst einmal in den

Hintergrund gestellt werden. Am schwierigsten fällt es Medizinern, den Schwindel zu erkennen, der allein psychisch bedingt ist. Dies wird darauf zurückgeführt, dass sich Allgemeinmediziner bei ihrer Anamnese meistens auf körperliche Krankheiten konzentrieren. Um eine möglichst genaue Ursache herauszufinden, ist es wichtig, dem Arzt so viele Informationen wie möglich zu geben. Dies hilft zu einer verbesserten Diagnostik und kann gegebenenfalls zu einer Weiterleitung an einen Facharzt führen. Wenn beispielsweise eine Patientin eine starke Menstruation hat, wäre in diesem Fall eine gynäkologische Abklärung wichtig. Und wer unter Atemnot leidet, benötigt eventuell eine weitere Untersuchung des Herzens und der Lunge. Je nach Verdacht des Hausarztes erfolgt eine Überweisung in der Regel an einen Hals-Nasen-Ohren-Arzt, Neurologen, Orthopäden, Augenarzt oder Internisten zur weiteren Abklärung der Schwindelursache.

Diagnose

Zu einer umfangreichen Diagnose gehört neben der gründlichen Anamnese immer auch eine körperliche Untersuchung. Ziel der Diagnostik sollte in jedem Fall sein, die Ursache des Schwindels herauszufinden.

Dabei stellt der Therapeut häufig Fragen wie:

- Entsteht der Schwindel im Zusammenhang mit einem Positionswechsel wie z. B. durch schnelles Aufstehen?
- Bildet sich der Schwindel von allein zurück, oder muss der Patient etwas tun, damit sich der Schwindel verbessert wie z. B. Hinsetzen oder Hinlegen?
- Welche Medikamente werden derzeit eingenommen?
- Gibt es zusätzlich zum Schwindel weitere Symptome wie z. B. Durchfall, Fieber, Schmerzen im Brustkorb, Atemnot, ungewöhnliche Blutung, Herzklopfen oder Erbrechen?

Je nach Gesamtsituation wird der Arzt Blut abnehmen, um ein großes Blutbild erstellen zu lassen. Darüber hinaus können Untersuchungen der Schilddrüse, der Nieren und eine Kontrolle der Blutzuckerregulation sinnvoll sein.

Körperliche Untersuchung

Hat man durch die Anamnese das Krankheitsbild bereits eingegrenzt, ist es wichtig, auf keinen Fall auf eine körperliche Untersuchung zu verzichten. Nur so kann die Diagnose komplett fundiert und gestützt werden. Der Internist untersucht zunächst Herz, Kreislauf, die inneren Organe sowie Gefäße und untermauert seine Untersuchungen anhand eines großen Blutbildes. Auch alle Sinneswahrnehmungen, die Schwindel verursachen können, werden getestet. Wichtig ist, ob der Patient seinen Körper im Raum korrekt wahrnimmt und einordnen kann. Es werden hierzu Augenuntersuchungen und Untersuchungen des Gleichgewichtsorgans durchgeführt. Hier beobachtet der Arzt genau, wie der Erkrankte sich bewegt.

Auch das Verhalten der Augen ist von Bedeutung. Kann der Patient sich auch mit geschlossenen Augen im Raum orientieren oder gerät er ins Schwanken? An den Augenbewegungen lassen sich bestimmte Schwindelformen bereits deutlich erkennen. So sind für einen Drehschwindel unwillkürliche ruckartige Augenbewegungen typisch. Und abhängig davon, in welche Richtung die Augenbewegungen sich richten, kann dies ein wichtiger Hinweis darauf sein, ob die Ursache für den Schwindel im Gehirn oder im Gleichgewichtsorgan zu vermuten ist. Das Hörorgan wird auf volle Funktionsfähigkeit untersucht, sodass ein Besuch beim HNO-Arzt oftmals nicht vermeidbar ist. Eventuell wird er auch Hörprüfungen und Gleichgewichtsprüfungen durchführen. Für die körperliche Untersuchung werden häufig auch Blutdruckmessung und die Messung der Pulsfrequenz im Stehen und Liegen durchgeführt.

Apparative Diagnostik

Bei Unklarheiten bezüglich der Ursache des Schwindels kann es erforderlich sein, neurologische Untersuchungen anzuschließen. Hier geht es darum, das Gehirn auf eventuelle Schädigungen hin zu untersuchen. Mithilfe bestimmter Apparaturen ist es möglich, die Bewegung der Augen in verschiedenen Körpersituationen, zum Beispiel nach Reizung des Innenohrs, exakt zu beobachten und genauere Schlüsse zu ziehen. Es wird eine Elektronystagmographie (ENG) oder eine Video-Okulographie (VOG) durchgeführt und im Anschluss eingehend analysiert. Außerdem ist es möglich, eine

AEP (akustisch evozierte Potentiale) zu veranlassen. Hiermit wird gemessen ob das Gehirn verzögert reagiert. Das kann auf eine Multiple Sklerose oder ein Akustikusneurinom hindeuten. Auch Röntgenaufnahmen, ein EEG, eine Computertomographie oder Magnetresonanztomographie können bei schweren Krankheitsbildern (z. B. Tumore), Aufschluss geben. Ein EKG wird generell beim Verdacht auf eine Ursache der inneren Medizin durchgeführt.

Diagnostik des psychogenen Schwindels

Aufgrund seiner besonderen Natur, dass sich ein psychisches Problem immer auf körperlicher Basis zeigt, ist der psychogene Schwindel besonders schwer zu diagnostizieren. Nur der offensichtlichste, durch psychische Ursachen hervorgerufene Schwindel äußert sich durch körperliche Symptome. Grundlage für eine gute Diagnostik ist hier immer ein tragendes Vertrauensverhältnis zwischen Arzt und Patient. Besteht dieses nicht, ist eine ausreichende Kooperation des Patienten und demzufolge eine erfolgversprechende Behandlung kaum zu erwarten.

Mitunter ist es sinnvoll, die Gesamtdiagnostik auf das Minimum zu beschränken. Dies ist jedoch nur in eindeutig psychisch basierten Fällen von Schwindel möglich und sinnvoll. Bei der Diagnose eines psychogenen Schwindels spielt die Krankengeschichte des Patienten eine entscheidende Rolle. Diese führt in rund 90 % der Fälle in Kombination mit den grundlegendsten medizinischen Untersuchungen zu einer Diagnose.

Besonders bedeutsam ist hierbei das Auftreten und Erleben des ersten Schwindelanfalls. Dieser hat sich zum damaligen Zeitpunkt unbeeinflusst und unverfälscht von Gefühlen und Reaktionen gezeigt und ist damit geeignet, erste Hinweise auf die Situation zu geben. Im Idealfall werden hier bereits die zentralen psychischen Ursachen deutlich. Dabei ist es zielführend, den Zusammenhang zwischen erlebtem Symptom und der vorliegenden psychischen Situation inklusive der Lebensgeschichte zu erfassen. Zunächst ist es Aufgabe des Patienten, mit eigenen Worten seine Befindlichkeit und Probleme zu erläutern. Dem Arzt ermöglicht dies zu beobachten, wie der Patient sich selbst und seine Erkrankung darstellt. Besondere Beachtung verdienen hierbei

Gefühle, die sich im Hintergrund zeigen. Aufschlussreich sind hierbei Formulierungen, wie „Ich bin verunsichert" oder „Ich leide".

Im weiteren Verlauf geht es um Verbesserungen oder Verschlechterungen im Krankheitsverlauf, sowie deren Begleitsituationen. Dies erfordert auf Seiten des behandelnden Arztes große Geduld, denn oftmals versuchen Patienten dieser Frage mit ausweichenden Antworten zu begegnen. Als nächstes wird die individuelle Situation des Patienten in den Blick genommen. Besonders interessant ist hierbei der Zeitpunkt im Leben des Patienten, zu dem der Schwindel das erste Mal in Erscheinung trat. Ursächliche Faktoren können dabei sowohl im biologischen, als auch im psychischen und sozialen Bereich liegen.

Besonders interessant ist die Verbindung zwischen der vorliegenden körperlichen Symptomatik und zeitgleich auftretenden Krisen in der Lebensgeschichte des Patienten. Dazu zählen unter anderem Jobverlust, Scheidung oder der Tod einer wichtigen Person.

Desweiteren geht es darum, herauszufinden, ob der Patient mit dieser oder einer ähnlich gelagerten Krankheit bereits Erfahrungen gemacht hat. So kann es bedeutsam sein, wenn der Betroffene beispielsweise immer schon Probleme mit dem Gleichgewicht hatte. Nicht vernachlässigt werden dürfen auch Fälle von Schwindel in der näheren Verwandtschaft des Patienten. Hierdurch lässt sich die lebens- und familiengeschichtliche Situation des Patienten sehr gut verdeutlichen.

Von Interesse ist dann, welche Maßnahmen bisher unternommen wurden, um die Symptome zu lindern. Hierbei geht es auch darum, dem Patienten das Gefühl zu geben, an den Strategien der Therapie mitwirken zu können.

Es ist davon auszugehen, dass jeder Schwindelpatient gewisse Bewältigungsstrategien entwickelt hat, um mit der Problematik fertig zu werden. Die Frage nach deren Erfolg kann zum einen wichtige Ansatzpunkte für die weitere Therapie liefern, zum anderen kann der Arzt daraus aber auch wichtige Schlüsse hinsichtlich der Persönlichkeit des Patienten ziehen.

Nachzugehen ist auch der Frage, bei wie vielen Ärzten der Patient mit diesem speziellen Problem bereits vorgesprochen hat. Welche Therapieansätze wurden dort mit welchem Erfolg ausprobiert? Was war der Grund des Arztwechsels? All diese Fragen liefern dem Arzt wichtige Hinweise und ermöglichen eine gezielte Therapie. Abschließend ist zu klären, wie der Patient sich seine Behandlung selbst vorstellt. Diese Frage ist vor allem deswegen von Bedeutung, da sie den Patienten zu einem aktiven und mündigen Partner des Arztes macht.

Welche Therapeuten sind zu konsultieren?

Inwieweit Schwindel erfolgreich und nachhaltig behandelt werden kann, hängt maßgeblich von einer zuverlässigen Diagnose ab. Und je komplexer sich das gesamte Krankheitsbild zeigt, umso wichtiger ist eine umfassende Diagnose. Schwindel hat viele unterschiedliche Ursachen, die ebenso unterschiedliche Behandlungsoptionen verlangen. Bei vielen Patienten ist eine interdisziplinäre Zusammenarbeit von Ärzten unverzichtbar.

Hausarzt

In der Regel ist der Hausarzt der erste Ansprechpartner. Als Allgemeinmediziner muss er sich mit vielen unterschiedlichen Krankheitsbildern auskennen. Wenn tiefgreifende Kenntnisse gefordert sind, erfolgt eine Weiterleitung an einen entsprechenden Fachkollegen. Diese sollte zeitnah erfolgen, damit die Ursache des Schwindels schnellstmöglich herausgefunden werden kann und eine passgenaue Behandlung zügig möglich wird.

HNO-Arzt

Oftmals wird statt des Hausarztes zuerst ein HNO-Arzt aufgesucht. Das ist sinnvoll, wenn der Schwindel mit Ohrgeräuschen oder Hörproblemen einhergeht. Auch nach einem Unfall oder Sturz ist der HNO-Arzt meistens der richtige Ansprechpartner. Zur Diagnose wird er eine Gleichgewichtsprüfung und eine Hörprüfung vornehmen Je nach Untersuchungsergebnis wird der HNO-Arzt an einen weiteren Facharzt (z. B. Neurologen) weiterleiten.

Augenarzt

Wenn Schwindel mit Sehbeeinträchtigungen einhergeht, sollte ein Augenarzt aufgesucht werden.

Neurologe

Je nach Verdacht, wodurch der Schwindel ausgelöst wird, kann eine Überweisung an einen Neurologen angebracht sein. Dieser ist auf das Fachgebiet von Nervenerkrankungen spezialisiert und prüft die Hirnnerven, Motorik, Reflexe, Sensibilität und andere vegetative Funktionen, die durch bildgebende Diagnoseverfahren und Aufzeichnung der Hirnströme erfolgen. Oft sind Neurologen auch psychiatrisch geschult, so dass dann die Möglichkeit besteht, eine psychische Erkrankung professionell festzustellen. Wenn sich der Neurologe als der richtige Arzt erweist, bleibt dieser zwar meistens der Hauptansprechpartner, dennoch ist oftmals die Einbeziehung weiterer Fachärzte notwendig, um eine multimodale Behandlung zu ermöglichen.

Orthopäde

Ein Orthopäde kommt bei Schwindel dann in Betracht, wenn der Verdacht besteht, dass eine Beeinträchtigung der Halswirbelsäule besteht.

Internist

Schwindel ist keine eigenständige Erkrankung, sondern ein Symptom, das auch organische Ursachen haben kann. Wenn es darum geht, mögliche internistische Ursachen zu überprüfen, ist ein Internist der richtige Ansprechpartner.

Psychologe/Psychiater

Bei einem Verdacht auf psychisch bedingten Schwindel, erfolgt eine Über-weisung an einen Psychologen bzw. Psychiater. Dieser testet, ob Schwindelanfälle unbewusst von Betroffenen selbst herbeigeführt werden. Hierzu wird ein so genannter Provokationstest durchgeführt.

Schwindelambulanz

In vielen Städten gibt es Schwindelambulanzen bzw. Schwindelzentren. Diese sind meistens Kliniken angeschlossen. Relevant sind Schwindelambulanzen dann, wenn der Schwindel über einen längeren Zeitraum immer wieder auftritt oder bisherige Behandlungsversuche erfolglos verlaufen sind. Je nach Klinik werden spezielle Sprechstunden angeboten, in denen es besonders um die Diagnose und das daraus resultierende Behandlungskonzept geht. Da hier Experten arbeiten, die tagtäglich mit Schwindel konfrontiert werden, kann man auf viel Erfahrung und Knowhow treffen. Zudem besteht meistens ein breit aufgestelltes Spektrum an Diagnostikmöglichkeiten, wie es bei niedergelassenen Ärzten in der Regel nicht zu finden ist.

Physiotherapeut

Je nach Ausprägung des Krankheitsbildes kann die Physiotherapie eine weitere wichtige Behandlungssäule bilden. Dabei geht es um körperliche Trainings und die Schulung des Gleichgewichts. Bei Lagerungsschwindel ist ein gezieltes Training des Vestibularssystems häufig sehr erfolgreich – auch erfolgreicher als die Einnahme von Medikamenten. Die Heilungsquote bei Patienten mit Lagerungsschwindel, die mit einem gezielten Schwindeltraining behandelt werden, liegt bei circa 90 %. Außerdem dauert die Behandlung im Durchschnitt nur bis zu drei Wochen.

Ergotherapeut

In Einzelfällen wird auch ein Ergotherapeut in die Behandlungen einbezogen. Dies trifft für Personen zu, bei denen die Verrichtung von alltäglichen Abläufen beeinträchtigt ist. Durch spezielle Übungen der Ergotherapie werden die Körperwahrnehmung und Bewegungsfähigkeit verbessert.

Heilpraktiker

Wenn eine naturheilkundliche Behandlung gewünscht wird, ist ein Heilpraktiker der richtige Ansprechpartner. Je nach Ausrichtung verfügt dieser über vielfältige Therapiemöglichkeiten wie beispielsweise Homöopathie, Phytotherapie und Neuraltherapie.

Wie findet man einen passenden Therapeuten?

Um Zeit, Nerven und Geld zu sparen, ist es sinnvoll, sich vor einer Terminvereinbarung mit einem Therapeuten über dessen Behandlungsspektrum und seine Erfahrungen mit Schwindel zu informieren. Das Internet ist dafür ein gutes Medium, denn durch einschlägige Patientenforen, Facebook-Gruppen und Bewertungsportale erhält man viele wertvolle Informationen auf dem Weg zu einem guten Therapeuten.

Woran erkennen Sie, ob ein Arzt Sie ernst nimmt?

- Achten Sie darauf, dass der Arzt Ihnen die notwendige Sicherheit vermittelt, die Sie brauchen, um Ihre Schwindelproblematik bewältigen zu können.
- Achten Sie darauf, dass auch bei einer psychisch bedingten Schwindelproblematik Ihre körperlichen Beschwerden ernst genommen werden.
- Achten Sie darauf, dass der Arzt Ihnen hinsichtlich der Erkrankung ein optimistisches Bild anbietet. Reduziert er Sie auf eine schwere Erkrankung und macht Ihnen damit Angst, oder nimmt er sich die Zeit, Ihnen den Zusammenhang zwischen Ihren körperlichen Symptomen und der psychischen Belastung aufzuzeigen?
- Drängt er Sie zu sich oftmals wiederholenden Untersuchungen oder erspart er Ihnen diesen zusätzlichen Stress?
- Bietet er Ihnen feste Termine für Nachuntersuchungen an?
- Bezieht er Ihre Lebensführung in seine Überlegungen mit ein oder gibt er Ihnen Ratschläge, die Ihrem Lebensstil gegenüber völlig konträr sind? Sie sollten auch darauf achten, dass er Sie motiviert und ermuntert, übertriebenes bzw. unnötiges und die Therapie behinderndes Schonverhalten zu vermeiden.
- Gibt er sich Mühe, Ihnen die Sachverhalte verständlich darzulegen und ist er offen für Ihre Fragen und eventuelle Vorschläge?

In Ihrer Therapie sollten Sie also immer das Gefühl haben, ernst genommen zu werden. Bedenken Sie, dass eine Verbesserung der Symptome nicht über Nacht geschehen kann, und verlieren Sie nicht die Geduld. Oftmals können nur sehr kleine Schritte gemacht werden, um den Gesamterfolg nicht in Gefahr zu bringen. Allerdings können schon diese kleinen Schritte eine große Verbesserung hinsichtlich der Erwartungsangst bewirken.

Behandlungsmöglichkeiten

Abhängig von der Art und Ursache des Schwindels gibt es unterschiedliche Behandlungsmöglichkeiten. Während es bei einigen Schwindelarten einer sofortigen Krankenhauseinweisung bedarf wie beispielsweise bei einem Schlaganfall oder einer Herzerkrankung, können die meisten anderen Schwindelarten mit verschiedenen ambulanten Behandlungsformen therapiert werden. Diese reichen von Antibiotika und Cortison bis zu durchblutungsfördernden Mitteln. Als Unterstützung eignen sich Bewegungsübungen, die den Gleichgewichtssinn trainieren und die Sturzgefahr mindern.

Behandlung von Schwindel allgemein

Da die Ursachen des Schwindels so vielschichtig sind, ist es erforderlich, ebenso vielfältige Behandlungsmethoden heranzuziehen. Entsteht der Schwindel beispielsweise aufgrund von Flüssigkeitsmangel, so kann dieser durch eine ausreichende Flüssigkeitsaufnahme gelindert werden.

Tritt der Schwindel hingegen als Folge einer Innenohrentzündung auf, so werden antientzündliche Medikamente verschrieben. Und wer aufgrund von Bluthochdruck oder zu niedrigem Blutdruck Schwindelattacken erlebt, ist gut beraten, den Kreislauf unter Kontrolle zu bringen.

Wer von Nahrungsmittelintoleranzen betroffen ist und hier mit Schwindel und Benommenheit reagiert, wird den Schwindel nur durch das Meiden von unverträglichen Lebensmittel beseitigen können.

Diese Liste ließe sich an dieser Stelle fast endlos erweitern. Diese kurze Auflistung soll nur verdeutlichen, wie wichtig es ist, letztendlich die tatsächliche Ursache des Schwindels und damit die Grunderkrankung herauszufinden. Denn nur dann ist es möglich, eine passgenaue Behandlungsmethode festzulegen. In der Schulmedizin werden häufig Medikamente verordnet, um den Schwindel zu beseitigen. Am häufigsten sind dies Antivertiginosa, Medikamente zur Regulierung von Neurotransmittern. Allerdings sollte das jeweilige Medikament exakt auf das Krankheitsbild abgestimmt sein. Es macht wenig Sinn, sich selbst in der Apotheke mit Tropfen und Tabletten einzudecken und ein Versuchskaninchen zu spielen.

Systematische Desensibilisierung

Von besonderer Bedeutung bei der Behandlung einer psychogenen Schwindelerkrankung ist es, einem Vermeidungsverhalten entgegenzuwirken oder ein bereits erworbenes zu deaktivieren. Dazu dient ein Ansatz in der Psychotherapie, der *systematische Desensibilisierung* genannt wird. Dabei kommt es zu einer gezielten und abgestuften Konfrontation mit von Angst begleiteten Situationen. Diese Konfrontation ist stets gut vorbereitet und wird durch den Arzt begleitet.

Dadurch wird eine schrittweise Gewöhnung an den einen Schwindel auslösenden Reiz erreicht, sodass dieser nicht zwangsläufig zu einem Schwindel führt. Eine derartige Therapie hat also die Entwicklung aktiver Bewältigungsstrategien zum Ziel. Dabei sollen dem Patienten auch starke negative emotionale Reaktionen zugänglich und erfahrbar gemacht werden. Hat der Patient erst einmal Zugang zu seinen Gefühlen, kann er auf diese reagieren und muss nicht auf ein körperliches Symptom ausweichen. Nachdem dem Patienten die Zusammenhänge deutlich geworden sind, schließt sich die Übungsphase an. Hier geht es darum, den Patienten zu befähigen, in Stresssituationen geeignete Bewältigungsstrategien und -möglichkeiten anwenden zu können. Diese werden zunächst theoretisch vermittelt und dann in einer Art „Trockenübung" erprobt und eingeübt. Dabei sind die erarbeiteten Bewältigungsstrategien unbedingt an die Persönlichkeitsstruktur des Patienten anzupassen.

Teilen Sie Ihrem Therapeuten also mit, wenn Sie sich bei einer der vorgeschlagenen Strategien nicht wohl fühlen, weil sie nicht Ihrer Natur entspricht. Allerdings sollten Sie auch nicht sofort alles von sich weisen. Seien Sie offen und probieren Sie verschiedene Varianten aus, hören Sie aber auch immer auf Ihr Bauchgefühl!

Zur Angstreduzierung und Beeinflussung von körperlicher Anspannung kann ein Entspannungstraining durchgeführt werden. Sehr bewährt hat sich dabei die progressive Muskelentspannung nach Jacobsen. Ziehen Sie auch Sportarten in Betracht, die das Gleichgewicht schulen, wie beispielsweise Tai Chi, Qi Gong, Yoga oder Ballspiele und Gymnastik.

Auch das Einüben von Bewältigungsschritten kann Bestandteil der Therapie sein. Zunächst werden Sie sich dabei in der Regel nur gedanklich in eine Stresssituation bewegen und die Bewältigungsstrategien dort im Geiste erproben. Dabei nutzt der Therapeut in der Regel den sogenannten inneren Dialog. Darunter versteht man innere Bilder und Gedanken, die helfen sollen, bestimmte Emotionen zu erzeugen oder zu verstärken. In der darauf folgenden Anwendungsphase werden die erarbeiteten Bewältigungsformen schrittweise in der Realität erprobt. Schritt für Schritt werden Sie durch im wahrsten Sinne des Wortes Schwindel erregende Situationen geführt und lernen sich darin zurechtzufinden.

Haben Sie keine Angst – niemand wird Sie ins kalte Wasser werfen! Normalerweise beginnt man mit den weniger schweren Ängsten und arbeitet sich dann ganz langsam und schrittweise weiter. Zu jeder Zeit während der Therapie werden Sie sich in einem geschützten Rahmen befinden. Durch die positiven Erfahrungen und Fortschritte, die Sie machen werden, wird es leichter für Sie, diesen Weg weiter zu beschreiten.

Sie werden auch lernen, in Stress-Situationen bewusst Techniken der körperlichen und geistigen Entspannung anzuwenden und gezielt gegen den Schwindel einzusetzen. Nutzen Sie, wenn das Angebot besteht, eine individuelle Nachbearbeitung anhand von Videoaufzeichnungen. Das verstärkt den Lernerfolg und kann zu einer deutlichen Beschleunigung führen. Achten Sie auch darauf, dass Sie den therapeutischen Prozess nicht abbrechen oder beenden lassen, bevor Sie nicht für Sie selbst wichtige und konkrete Situationen erproben konnten.

Medikamentöse Therapiemöglichkeiten

Bei verschiedenen Schwindelformen sind Physiotherapie und Gleichgewichtsübungen oftmals schon ausreichend, um eine Besserung zu erzielen. Aber es gibt auch Fälle, bei denen der erhoffte Erfolg ausbleibt und spezielle Medikamente gegen Schwindel zum Einsatz kommen. Gängige Wirkstoffe der sogenannten *Antivertiginosa* sind z. B.: *Betahistin, Cinnarizin, Thiethylperazin, Dimenhydrinat, Flunarizin, Scopolamin* und *Sulpirid*. Weiterhin werden auch Antiemetika gegen Übelkeit und Brechreiz verordnet. Sie bilden eine Untergruppe der Antivertiginosa.

Antiverginosa und Antiemetika dämpfen die Erregbarkeit von Nervenregionen durch Transmitterstoffe, darunter z. B. Histamin oder Dopamin. Die symptomorientierten Medikamente werden nur kurzfristig und bei Bedarf angewendet. Dienen die Medikamente der Vorbeugung von Schwindelattacken, so ist eine Einnahme über einen längeren Zeitraum erforderlich. Als Nebenwirkungen der Medikamente gegen Schwindel können in erster Linie auch Schwindel, weiter Benommenheit, Müdigkeit, Blutdruckschwankungen, Sehstörungen oder Mundtrockenheit auftreten. Vereinzelt kommen Antiepileptika (Antikonvulsiva), Antidepressiva, blutdrucksenkende Mittel (Betablocker) oder Cortison gegen Schwindel zum Einsatz.

Schwindel ist keine eigenständige Krankheit für sich, sondern ein Symptom verschiedener Krankheitsbilder. Daher ist die medikamentöse Behandlung der ursächlichen Krankheit ein Ansatz, der natürlich immer Priorität hat. Das Gebiet ist komplex und daher wird an dieser Stelle auf die gängigen Schwindelarten und deren medikamentöse Behandlung begrenzt. Letztlich entscheiden immer der Arzt und die genaue Diagnose.

Medikamente bei Schwindel durch Morbus Menière

Besteht ein akuter Anfall mit Übelkeit und Erbrechen, haben sich Antivertiginosa in Zäpfchenform, z. B. Vomex, oder als Injektion in schweren Fällen zur Dämpfung der meist heftigen Beschwerden bewährt, am besten in Verbindung mit kurzzeitiger Bettruhe. Benzodiazepine gehören zu den Beruhigungsmitteln und können auch bei Schwindel und Übelkeit hilfreich sein, wobei jedoch hier eine Abhängigkeitsgefahr besteht. Der Wirkstoff Betahistin ist mit dem körpereigenen Botenstoff Histamin verwandt. Er senkt den Endolymphdruck im Innenohr und ist bei Morbus Menière oft und erfolgreich vorbeugend angezeigt, da er Intensität, Dauer und Häufigkeit von Schwindelanfällen reduziert.

Zum Einsatz können Medikamente wie Aequamen, Melopat oder Vasomotal kommen, die über einen Zeitraum von 6 bis 24 Monaten eingenommen werden.
Cortison als vorbeugende Medikation ist ebenfalls möglich, es wird in Tablettenform, intravenös oder als Injektion in das Ohr verabreicht.

Auch wassertreibende Medikamente (Diuretika) sind möglich, wenn sich nach einer Betahistin-Behandlung keine befriedigende Wirkung zeigt, wobei deren Wirkung allerdings nicht hinreichend belegt ist.
Das Antibiotikum Gentamicyn stellt eine medikamentöse und operative Indikation zugleich dar, da es über einen Katheter oder ein Paukenröhrchen in das Innenohr eingebracht wird. Diese Behandlung ist nicht risikolos, weshalb sie nur im Rahmen eines operativen Stufenplans bei Morbus Menière und als vorletzte Option zum Einsatz kommen sollte.

Medikamente bei Schwindel durch vestibuläre Migräne

Antiemetika behandeln die Übelkeit im akuten Anfall. Als vorbeugende Therapie zur Reduzierung der Anfallshäufigkeit werden *Betablocker, Valproinsäure* und *Topiramat* verabreicht. Betablocker gehören zu den blutdrucksenkenden Medikamenten, Valproinsäure zu den Antikonvulsiva bei Epilepsie. Eine weitere medikamentöse Maßnahme stellt die Gabe von Antidepressiva oder Kalziumantagonisten in speziellen Fällen dar.

Medikamente bei phobischem Schwankschwindel

Selektive Serotonin-Wiederaufnahme-Hemmer (SSRI) gehören zu den Antidepressiva und können beim phobischen Schwankschwindel als medikamentöse Behandlung in niedriger Dosierung unterstützend eingesetzt werden, wobei die medikamentöse Therapie meist mit einer verhaltenstherapeutischen Psychotherapie gekoppelt ist, um langfristig eine Besserung oder Rückbildung der Beschwerden zu erreichen.

Medikamente bei gutartigem Lagerungsschwindel

Die verirrten Ohrkristalle, die in die Bogengänge geraten und dort für Irritationen mit Schwindelfolge sorgen, können mit Medikamenten nicht beseitigt werden. Allerdings kann bei akuter Übelkeit ein Medikament aus der Reihe der Antivertiginosa/Antiemetika vorbeugend, also vor den Übungen, eingenommen werden, wenn diese ansonsten nicht möglich sind.

Medikamente bei Schwindel durch Vestibularisparoxysmie

Da die Schwindelanfälle bei Vestibularisparoxysmie eine extreme Häufigkeit am Tag erreichen können, steht die Vorbeugung im Vordergrund. Zu diesem Zweck wird oft das Antiepilektikum *Carbamazepin* eingesetzt.

Medikamente bei Neuropathia vestibularis

In der akuten Phase mit Erbrechen oder Brechreiz werden beim vestibulär ausgelösten Schwindel Antivertiginosa und Antiemetika als unterdrückende Medikamente eingesetzt. Die Behandlungsmaßnahme des entzündeten Gleichgewichtsnervs erfolgt mit cortisonhaltigen Medikamenten. Cortison gehört zu den Wirkstoffen der Glukokortikosteroide, die als natürliche Hormone von der menschlichen Nebennierenrinde produziert werden.

Medikamente bei Schwindel durch bilaterale Vestibulopathie

Kann eine Autoimmunerkrankung als Ursache der Schädigung des Gleichgewichtsorgans angenommen werden, so ist die medikamentöse Behandlung mit Cortison eine Option. Die vestibuläre Rehabilitation ist in jedem Fall angeraten.

Medikamente bei zentral-vestibulärem Schwindel

Die Ursachen für Schwindelattacken, die auf Durchblutungsstörungen beruhen, können vielfältig sein, weshalb für den Einsatz von Medikamenten verschiedene Parameter ärztlich abgeklärt werden müssen. Blutverdünnende Medikamente oder blutdrucksenkende Mittel kommen hier in Frage, wenn keine Gefäßverengungen vorliegen.

Medikamente bei Schwindel durch Bogengangsdehiszenz

Die *Bogengangsdehiszenz* ist eine eher seltene Erkrankung, bei der das Gleichgewichtsorgan anatomisch verändert ist, was zu Schwindel führen kann, wenn der Patient laute Töne hört. Zum Einsatz kommen hier Betablocker, beispielsweise Metoporol, um den Druck im Gehirn zu senken. Die medikamentöse Therapie wird durch Gleichgewichtsübungen ergänzt.

Medikamente bei zervikogenem Schwindel (Halswirbelsäule)

Physiotherapie, manuelle Therapien und physikalische Therapie sind die Mittel der ersten Wahl bei Schwindel, der durch Halswirbelsäulenprobleme entsteht. Bei starken Schmerzen und muskulären Verspannungen können bedarfsgerecht auch entzündungshemmende, muskelentspannende und schmerzlindernde Medikamente eingesetzt werden.

Medikamente gegen Schwindel bei Reise-Bewegungskrankheit

Die medikamentöse Schwindelbehandlung bei Reisekrankheit wird vornehmlich mit Antivertiginosa wie Betahistin, Dimenhydrinat oder Scopolamin durchgeführt, um die Symptome zu lindern.

Medikamente bei psychogenem Schwindel

Obwohl auch psychogener Schwindel oft mit Medikamenten behandelt wird, sind sich die Ärzte doch einig, dass sich eine medikamentöse Therapie vor allem bei akuten, zeitlich begrenzten Schwindelattacken anbietet. Zur Dauerbehandlung sind die entsprechenden Medikamente nicht geeignet, da sie den natürlichen Kompensationsprozess des Körpers hemmen. Bei akuten psychischen Erkrankungen kann jedoch eine medikamentöse Behandlung des psychologischen Problems über einen gewissen Zeitraum sinnvoll sein. Aber auch hier ist eine Dauerbehandlung nicht zu empfehlen. Keinesfalls sollte hier nur das Symptom des Schwindels allein behandelt werden.

Naturheilkundliche Therapiemöglichkeiten

Je nach Ursache des Schwindels kann der Therapeut verschiedene naturheilkundliche Behandlungsverfahren einsetzen. Dies kann als Ergänzung zu schulmedizinischen Methoden erfolgen oder, je nach Grunderkrankung, auch als alleinige Behandlungsform. Interessanterweise erreichen viele Schwindel-Patienten oftmals erst nach einer länger andauernden Odyssee durch zahlreiche Praxen durch die Anwendung von naturheilkundlichen Methoden die lang ersehnte Beschwerdefreiheit. Die Naturheilkunde verfügt über ein sehr breites Spektrum, aber besonders häufig kommen bei der Behandlung von Schwindel Akupunktur, Neuraltherapie, Vitaminpräparate oder –infusionen, Homöopathie oder Phytopräparate zum Einsatz.
Chiropraktische Anwendungen oder die Dorn-Breuß-Therapie können insbesondere dann erfolgreich sein, wenn ein haltungsbedingter Schwindel vorliegt wie beispielsweise bei einer Veränderung der Halswirbelsäule.

Akupunktur

Die Akupunktur hat ihren Ursprung in der Traditionellen Chinesischen Medizin (TCM), wo sie schon seit mehreren Jahrtausenden erfolgreich eingesetzt wird. Auch bei der Behandlung von Schwindel kann sie gute Dienste leisten. Grundlage der Akupunktur ist die Annahme, dass Meridiane sozusagen Kanäle sind, durch die die Lebensenergie Qi fließt. Kommt es zu einer Blockade dieses Energieflusses, entsteht Krankheit.

Jeder Meridian ist mit einem einzelnen Organ oder einer Organgruppe verbunden, sodass über die Stimulierung der jeweiligen Meridiane ganz gezielt die jeweiligen Körperregionen erreicht werden können. Anhand von 15 bis 20 Akupunkturnadeln wird diese Reiz- bzw. Regulationstherapie durchgeführt. Dabei kommen immer so wenige Nadeln wie möglich zum Einsatz.
Je nach Beschwerdebild werden die Nadeln an den sorgfältig ausgewählten Meridianen in die Haut gepikst. Die Nadeln werden entlang der entsprechenden Körpermeridiane platziert, sodass die zu unterstützenden Organe in ihrer Aktivität angeregt und die Selbstheilungskräfte stimuliert werden.

Die Akupunkturanwendung erfolgt meistens in bequemer Liegeposition und dauert etwa 30 Minuten. Alternativ zu der Ganzkörperbehandlung hat sich seit einigen Jahren die Ohrakupunktur etabliert. Diese findet im Sitzen statt, und sie ist möglich, weil sich in den Ohren Reflexzonen befinden, die den gesamten Körper erreichen. Akupunktur wird bei der Behandlung von Schwindel oftmals begleitend zu anderen Behandlungsverfahren eingesetzt. Als besonders günstig gilt die Akupunktur bei Schwindelarten, die durch Beeinträchtigungen der Halswirbelsäule auftreten.

Ginkgo

Der Ginkgo-Baum gilt als das älteste lebende Fossil, denn bereits vor 290 Millionen Jahren gab es Ginkgopflanzen. Im Mittelalter wurde Ginkgo bei Krankheiten wie Tuberkulose, Erfrierungen und Hauterkrankungen eingesetzt. Auch heute noch sind die aus den Blätterextrakten und Samen gewonnenen Substanzen beliebt und bekannt für ihre gesundheitsfördernden Eigenschaften. Heutzutage macht man sich hauptsächlich die durchblutungsfördernden Wirkungen zunutze, die mittlerweile durch zahlreiche klinische Studien erforscht und nachgewiesen wurden. Somit besteht kein Zweifel mehr daran, dass Ginkgo zu einer verbesserten Gehirndurchblutung führen und eine präventive Wirkung bei Arteriosklerose erreichen kann.

Heute weiß man auch, dass durch eine verbesserte Durchblutung des Gehirns durchblutungsbedingter Schwindel gelindert werden kann. Obwohl bereits zahlreiche Studien mit Ginkgo durchgeführt wurden, sind mögliche Nebenwirkungen während der Schwangerschaft und Stillzeit noch nicht umfassend erforscht. Dies ist der Grund, warum Anbieter empfehlen, während dieser Zeit vorsichtshalber auf die Einnahme von Ginkgo zu verzichten.

Ginkgo gibt es in verschiedenen Darreichungsformen. Bei leichteren Ausprägungen des Schwindels kann Ginkgo-Tee ausreichend sein. Wenn es jedoch um eine stärkere Dosierung geht, sind entsprechende Nahrungsergänzungsmittel empfehlenswert.

Johanniskraut

Johanniskraut ist bereits seit dem Altertum als Heilpflanze bekannt und wird aufgrund der stimmungsaufhellenden und beruhigenden Eigenschaften geschätzt. Dies macht Johanniskraut interessant als Mittel bei psychosomatisch bedingtem Schwindel. Die Wirksamkeit wird darauf zurückgeführt, dass die Toleranz bezüglich des Schwindels verbessert wird.

Schüsslersalze

Schüsslersalze haben sich in den vergangenen Jahren als ein sehr beliebtes Mittel etabliert, wenn es um eine Anwendung in Eigenregie geht. Häufig können durch eine gezielte Verwendung von Schüsslersalzen tatsächlich sehr erstaunliche gesundheitliche Verbesserungen erreicht werden. Dennoch sollte immer eine Rücksprache mit dem behandelnden Therapeuten erfolgen. Die Behandlung mit Schüsslersalzen hat sich aus der Homöopathie entwickelt und basiert auf der Annahme, dass Krankheiten durch Störungen im Mineralhaushalt der Zellen entstehen. Anders als in der klassischen Homöopathie wird hier also davon ausgegangen, dass ein biochemisches Ungleichgewicht als Ursache der Krankheiten vorliegt. Schüsslersalze werden dem Patienten in homöopathischer Dosierung und somit potenziert verabreicht.

Bei Schwindel kommen verschiedene Schüsslersalze in Betracht, allerdings sollte immer ein genauer Bezug auf die gesamte gesundheitliche Verfassung genommen werden.

Wenn beispielsweise der Schwindel insbesondere beim Aufstehen auftritt oder Drehschwindel häufig ist, kommt Kalium phosphoricum (Nr. 5) in Betracht. Bei Blutarmut hingegen nimmt man Natrium chloratum (Nr. (8) und Calcium phosphoricum (Nr. 2).

Weitere bei Schwindel verwendete Schüsslersalze sind das Calcium fluoratum (Nr. 1), Ferrum phosphoricum (Nr.3), Kalium Chloratum (Nr. 4.) und Silicea (Nr. 11).

In einigen Situationen ist es auch sinnvoll, verschiedene Schüsslersalze miteinander zu kombinieren, allerdings sollte man maximal drei unterschiedliche Sorten gleichzeitig nehmen. Täglich nimmt man 3 Tabletten bis zu 6 mal ein. In Akutfällen kann nach Rücksprache mit dem Therapeuten höher dosiert werden.

Homöopathie

Da sich die Homöopathie hauptsächlich an den auftretenden Symptomen orientiert, ist es wichtig, dass der Therapeut individuell angezeigte Substanzen herausarbeitet, die sich nach den jeweiligen Symptomen richten. Maßgeblich für den Behandlungserfolg bei Schwindel ist allerdings, dass hierbei die den Schwindel auslösende Grunderkrankung berücksichtigt wird. Dann kann diese bzw. der Schwindel durch gezielt eingesetzte homöopathische Mittel gelindert werden wie beispielsweise:

- Schwindel durch Alkohol: Nux vomica
- Höhenschwindel: Argentum nitricum
- Schwindel durch Reisekrankheit: Anamirta cocculus
- Schwindel durch Bluthochdruck: Arnika
- Schwindel durch Blutarmut: China dil.

Außerdem kommen bei Schwindel zum Einsatz: Borax, Sepia officinalis, Belladonna, Cardiodoron und Arsenicum album.

Sauerstofftherapie - Oxyvenierung nach Dr. Regelsberger

Schwindel kennt verschiedene Formen und Ursachen, einige davon lassen sich auf Durchblutungsstörungen des Gleichgewichtsorgans im Ohr oder auch im Gehirn zurückführen. Schwindel, bei dem Durchblutungsstörungen ursächlich sind, geht oft auch mit Sehstörungen, Ohrgeräuschen, Gedächtnisproblemen oder Verstimmungen einher. Weiterhin kann der Schwindel im Zusammenhang mit Durchblutungsstörungen am Herzen oder aber in den Beinen stehen. Hier setzt die Sauerstofftherapie, speziell die *Oxyvenierung* nach Dr. Regelsberger an. Bei dieser besonderen Therapie wird medizinischer Sauerstoff in einer geringen Dosierung in die Vene eingebracht.

Das Verfahren ist nach dem Neurochirurgen benannt, der hierzu ein spezielles Geräte-System entwickelt hat, das von Ärzten und Heilpraktikern zur Sauerstofftherapie bei Schwindel und vielen weiteren Beschwerdebildern schon erfolgreich eingesetzt wird.

Das System der Oxyvenierung des Dr. Regelberger

Die Oxyvenierung oder Sauerstofftherapie, wie sie heute von Ärzten und Heilpraktikern mittels der dazu speziell entwickelten Geräte durchgeführt werden kann, beruht auf den Forschungen und Entwicklungen des Neurologen und Neurochirurgen Dr. med. H.S. Regelsberger aus Detmold. In den 1950er Jahren forschte er zum Thema Arsenvergiftung an der Universität in Köln und entdeckte dabei die faszinierende Wirkung der intravenösen Verabreichung einer geringen Menge Sauerstoff. Ausgangsfall war ein Hund, dessen Hirnströme im EEG nicht mehr erkennbar waren. Nach der Injektion von Sauerstoff in die Vene fand dieser wieder zu Vitalität und Stärke zurück.

Weitere Forschungen folgten, welche die ersten Ergebnisse verfestigten. Daraufhin begann Regelsberger mit der Entwicklung eines Gerätes, mit dem die Verabreichung von gering dosiertem Sauerstoff in die Vene standardisiert möglich werden sollte. Im Jahre 1975 erfolgte die Gründung der Oxyven-Geräte Dr. H.S. Regelsberger GmbH & Co. KG, welche bis heute die Geräte herstellt. Hauptaugenmerk liegt bei diesem Gerät auf der exakten Steuerung und Applikation des medizinischen Sauerstoffs. 1978 wurde die Internationale Gesellschaft für Oxyvenierungstherapie in Detmold gegründet, nach deren Angaben heute mehr als 1.000 Therapeuten diese Sauerstofftherapie durchführen.

Die Wirkmechanismen der Oxyvenierung

Die Oxyvenierung oder Sauerstofftherapie nach Dr. Regelsberger wirkt entzündungshemmend und gefäßerweiternd. Um die Wirkung zu verstehen, muss man wissen, dass das Blut in den Venen sauerstoffarm ist. Jedoch wird durch die intravenöse Verabreichung von niedrig dosiertem Sauerstoff keine Erhöhung der Sauerstoffkonzentration erreicht, sondern der eingebrachte Sauerstoff löst einen bedeutenden Impuls aus, der die Bildung der sogenannten *eosinophilen Granulozyten*, die zur Gruppe der weißen Blutkörperchen gehören, anregt. Diese weißen Blutkörperchen produzieren ein Enzym mit der Bezeichnung 15-Lipoxygenase-1, das für seine entzündungs- und krebshemmende Wirkung bekannt ist. Auch die körpereigene Produktion des gefäßerweiternden Prostazyklin, kann durch die Oxyvenierung angekurbelt werden. Neben der gefäßerweiternden und ebenfalls entzündungshemmenden Eigenschaft soll Prostazyklin zudem die Verklumpung der Blutplättchen und die Bildung von Metastasen hemmen sowie antioxidativ wirksam sein.

Die Behandlungsergebnisse der Oxyvenierung nach Dr. Regelsberger zeigten zudem Verbesserungen beim Blutfluss in sehr feinen Blutgefäßen, bei der Abgabe von Sauerstoff in das Gewebe und der Ausschwemmung von Ödemen, sowie bei den Werten von Blutfetten und Harnsäure und der Immunabwehr durch die gesteigerte Produktion von weißen Blutkörperchen.

Anwendungsgebiete der Oxyvenierung

Schwindel, der durch Durchblutungsstörungen hervorgerufen wird, ist nur ein Anwendungsgebiet von vielen im Bereich der intravenösen Sauerstofftherapie. Auch bei der Innenohr-Erkrankung Morbus Menière, für die starke Schwindelanfälle typisch sind, sowie bei Tinnitus, Hörsturz, gefäßbedingten Kopfschmerzen und Migräne kann die Sauerstofftherapie wirksame Effekte zeigen. Daneben finden sich zahlreiche weitere Beschwerdebilder/Erkrankungen, bei denen die Oxyvenierung nach Dr. Regelsberger, oftmals auch als Ergänzung zu schulmedizinischen Behandlungsmaßnahmen, hilfreich sein kann.

Dazu gehören u.a.:

- Nasennebenhöhlenentzündung (chronisch)
- Heuschnupfen
- Asthma
- Hauterkrankungen wie Neurodermitis, Schuppenflechte, Borreliose
- Durchblutungsstörungen im Auge (z. B. Grüner Star)

- Hoher/niedriger Blutdruck
- Arterielle Durchblutungsstörungen
- Unterschenkelgeschwüre
- Ödeme
- Offene Beine
- Lebererkrankungen
- Diabetes
- Arthrose/Arthritis
- Rheuma
- Nervenschmerzen
- Erschöpfung
- Schlafstörungen

Nicht angezeigt ist die intravenöse Sauerstofftherapie bei akuten Erkrankungen des Herz-Kreislaufsystems und akuten Entzündungen, die mit Fieber einhergehen. Die Oxyvenierung wird ebenfalls nicht angewendet bei Hirnhaut- und Gehirnentzündung, Krampfanfällen, Herz- und Kreislaufunregelmäßigkeiten. Bestimmte Medikamente und Antioxidantien können die Wirkung beeinträchtigen und verschlechtern oder verhindern, dass die Therapie anschlagen kann. Dazu zählen Ibuprofen, Diclofenac, Acetylsalicylsäure, Cortison, Vitamin C. Bei vom Arzt verordneten Medikamenten darf eine eigenmächtige Absetzung durch den Patienten nicht erfolgen.

Generell ist die Durchführung einer Oxyvenierung nach Dr. Regelsberger, aufgrund des eigenen Gesundheitszustandes, und insbesondere bei Bestehen von Grunderkrankungen, mit dem behandelnden Haus- oder Facharzt zu besprechen, um Risiken und Nachteile im Vorfeld möglichst auszuschließen.

Rauchen verhindert die Wirkweisen der Sauerstofftherapie immens. Daher kann die Oxyvenierung der richtige Anlass sein, um damit aufzuhören. Der Haus- oder Facharzt des Vertrauens muss nicht identisch mit dem Therapeuten für die Oxyvenierung sein, da es eine freiwillige Leistung ist, die auch mit der Anschaffung des geeigneten Gerätes verbunden ist. Daher ist nicht garantiert, dass sich allerorts ein Arzt oder Heilpraktiker findet, der dieses Verfahren anbietet. Genauere Informationen sind über die Internationale Gesellschaft für Oxyvenierungstherapie erhältlich.

Durchführung, Ablauf, Dauer, Kosten der Sauerstofftherapie

Die Oxyvenierung nach Dr. Regelsberger ist von der Schulmedizin und somit wissenschaftlich nicht anerkannt und wird zur alternativen Heilkunde gerechnet. Die gesetzlichen Krankenkassen lehnen daher die Kostenübernahme ab. Die Kosten pro Sitzung bewegen sich um die 30 Euro. Die Oxyvenierung obliegt dennoch medizinisch ausgebildeten Personen. Ärzte verschiedener Fachrichtungen sowie Heilpraktiker können mit dem entsprechenden Gerät die Sauerstofftherapie am Patienten durchführen. Die Behandlung erstreckt sich je nach Beschwerdebild über vier bis sechs Wochen und erfolgt drei- bis fünfmal in der Woche. Der Patient liegt dazu bequem auf einer Liege, der Arm wird auf einem Spezialkissen zur Aufnahme der Venenkanüle positioniert. Der Behandler wählt die geeignete Armvene aus und setzt die dünne Venennadel ein. Nun wird reiner medizinischer Sauerstoff über einen Zeitraum von 10 bis 30 Minuten in die Vene geleitet. Die Gesamtdosis Sauerstoff bei der ersten Behandlung beträgt zwischen 10 und 60 ml (1 bis 2 ml/Minute) und steigert sich von Behandlung zu Behandlung leicht.

Der erste Behandlungszyklus beinhaltet 20 bis 25 Sitzungen. Im Anschluss daran kann die Oxyvenierung einmal pro Woche oder in einem Abstand von einigen Monaten mit wieder jeweils 10 bis 12 Sitzungen fortgeführt werden. Verschiedene Patienten berichten, dass eine Verbesserung der Beschwerden schon während der Sitzungen spürbar ist. Als Nebenwirkungen, die insbesondere bei den ersten Sitzungen beobachtet werden, können Müdigkeit, Hustenreiz, Kopfschmerzen und grippeähnliche Symptome oder ein leichtes Druckgefühl in der Brust auftreten. Diese sind jedoch nicht anhaltend, sondern gehen innerhalb weniger Minuten meist wieder vorüber.

Neuraltherapie

Die Neuraltherapie geht davon aus, dass körperliche Symptome durch ein Störfeld oder einen Schmerzpunkt ausgelöst werden. Somit geht es zunächst darum, das jeweilige über das vegetative Nervensystem vermittelte Störfeld bzw. den Schmerzpunkt ausfindig zu machen und zu beseitigen. Wenn beispielsweise ein Störfeld aus einer Narbe besteht (wie es häufig der Fall ist), wird dieses durch eine gezielte Injektion mit örtlich wirksamen Betäubungsmitteln (Procain oder Lidocain) entstört. Durch diese Entstörung soll die Selbstheilung aktiviert werden, sodass die bislang blockierte Energie wieder fließen kann. Wird das Betäubungsmittel direkt in eine Schmerzregion injiziert, kommt es häufig zu einem schlagartigen Ausschalten des Schmerzes. Dies ist dadurch möglich, indem das jeweilige Störfeld ruhiggestellt wird.

Die Neuraltherapie gilt als eine vergleichsweise nebenwirkungsarme Behandlungsmethode, allerdings kann es in Einzelfällen dennoch zu Nebenwirkungen kommen. Meistens treten diese in Zusammenhang mit Unverträglichkeiten auf das verwendete Betäubungsmittel ein. Bei Gegenanzeigen wie unter anderem Bluthochdruck, schweren Infektionskrankheiten, Herzkrankheiten und blutgerinnungshemmenden Medikamenten sollte eventuell eine andere Behandlungsform bevorzugt werden. Die Neuraltherapie wird bei vielen verschiedenen Krankheiten eingesetzt wie beispielsweise bei Migräne, Tinnitus, Drehschwindel, Schwindel, Gelenkbeschwerden und Erkrankungen des Zentralen Nervensystems. Häufig erfolgt die Neuraltherapie begleitend zu anderen naturheilkundlichen Behandlungsmethoden.

Osteopathie

Im Bereich der Alternativ- und Komplementärmedizin kommt der Schwindelbehandlung durch Osteopathie eine interessante Bedeutung zu, wie Erfahrungsberichte von Patienten zeigen. Schwindel kann, wie bekannt, in verschiedenen Formen auftreten und daher ist im Vorfeld immer abzuklären, ob bestimmte Krankheitsbilder für den Schwindel verantwortlich sind, denn dann steht deren Behandlung im Vordergrund, um auch die Symptome zu bessern.

Osteopathie ist ein ganzheitlicher Ansatz. Zahlreiche Fachärzte arbeiten heute mit Osteopathen zusammen, denn diese manuelle Medizin kann die Schulmedizin sinnvoll ergänzen. Eine Untersuchung und Behandlung im Rahmen der Osteopathie kommt für Erwachsene und Kinder in Frage.

Der Begriff der Osteopathie und welche Leitgedanken/Prinzipien dahinter stehen

Osteopathie bezeichnet eine ganzheitliche manuelle Behandlung, die Bewegungsapparat, Organe und Gewebe einschließt. Untersuchung und eigentliche Therapie werden ausschließlich mit den Händen des Osteopathen durchgeführt. Die zu behandelnde Person wird als Einheit von Körper, Geist und Seele gesehen. Deshalb steht hier der Mensch in seiner Gesamtheit und nicht die Krankheit im Vordergrund. Die Osteopathie will sanfte Impulse setzen, um die Selbstheilungskräfte zu mobilisieren. Neben den gezielten Handgriffen, mit denen direkte Impulse am Körper gesetzt werden, kommen in der Osteopathie auch Punkte wie Ernährungsberatung, Bewegungstraining und psychische Verfassung zum Tragen. Mitunter werden die Begriffe *Osteopathie* und *Chiropraktik* synonym gebraucht, aber es gibt wesentliche Unterschiede. Der Chiropraktiker konzentriert sich auf den Bewegungsapparat, die Funktionalität der Gelenke, insbesondere auf die Wirbelsäule, während der Osteopath den gesamten Körper mit all seinen Strukturen auf Funktionsstörungen hin untersucht und behandelt.

Die Leitgedanken der Osteopathie beruhen nach dem Begründer Andrew Still (1828 - 1917) auf drei Säulen. Die erste bezieht sich auf die Struktur und die damit verbundenen Funktionsmerkmale. Die Strukturen im Körper des Menschen sind Knochen, Gelenke, Muskeln, Sehnen, Organe, Liqourräume, Blutgefäße, Lymphgefäße und Nervenbahnen. Die einzelnen Strukturen zeigen sich von ihrer Beschaffenheit her unterschiedlich, so ist ein Knochen aus hartem Material, er sorgt für Festigkeit, gibt Halt und bildet ein Schutzschild gegen Belastungen.

Muskeln, die Knochen umgeben, sind dehnbar und elastisch und ermöglichen so Bewegungen, was der starre Knochen allein nicht kann. So hat jede Struktur ihre besondere Funktionalität und Aufgabe, die jedoch mit den anderen Strukturen direkt oder indirekt in Zusammenhang steht und diese entsprechend beeinflussen kann. Verändert sich hingegen die Funktion einer Struktur durch bestimmte ungünstige Einwirkungen, dann verändert sich auch die Struktur selbst. Ein gutes Beispiel hierfür sind erschlaffte Muskeln, die durch mangelndes Training an Substanz verlieren und so nur noch wenig bis gar keine Kraft mehr übertragen können. Gerade im Rückenbereich kommt der Muskulatur eine wichtige stabilisierende Wirkung für die Wirbelsäule zu. Ist keine oder nur wenig trainierte Muskulatur vorhanden, so bilden sich durch Fehlstellungen Rückenschmerzen, Kopfschmerzen und Verspannungen aus.

Körperstrukturen brauchen die richtige Funktion, ein Plus an Funktion führt auch zu einem Plus an Struktur. Funktionsstörungen beeinträchtigen die Bewegung einer Struktur. Der Osteopath kann durch sanfte Berührung die Bewegung der Strukturen erspüren und feststellen, ob Unregelmäßigkeiten vorliegen. Die Behandlung erfolgt dann mit gezielten Techniken, die behutsam ausgeführt werden, aber eine tiefe Wirkung entfalten. Ziel ist es, die Funktionsstörung zu beheben, damit die beeinträchtigte Struktur wieder in ihren richtigen Bewegungsrhythmus zurückfindet.

Alle Strukturen bilden entsprechend der zweiten Säule der Osteopathie eine untrennbare Einheit durch die Faszien, die alle Strukturen umhüllen und sich wie ein breites elastisches Netz durch den Körper spannen. Faszien bezeichnen Faserbündel aus Bindegewebe, die mit Rezeptoren ausgestattet sind und mit allen anderen Strukturen kommunizieren können. Sie sorgen für Halt und Beweglichkeit der Strukturen und sind auch wichtig für die Immunabwehr.

Die Faszien sind für die Osteopathie wesentlicher Untersuchungs- und Behandlungsansatz, denn sie können ertastet werden und weisen somit den Weg zu den einzelnen und insgesamt gesehen zu allen Körperstrukturen. Auch Strukturen, die funktionell betrachtet nicht miteinander in Beziehung stehen, werden durch die Faszien erreichbar. Funktionsstörungen innerhalb einer Struktur können durch die Faszien übertragen werden und sind so für den ausgebildeten Therapeuten spürbar. So kann es sein, dass eine Funktionsstörung in einer bestimmten Körperregion verantwortlich ist für Beschwerden in einer völlig anderen Körperregion. Das hat mit der direkten und indirekten Verbindung aller Strukturen und deren Funktionen zu tun, vergleichbar mit den Rädchen in einem Uhrwerk, von denen jedes einzelne wichtig für den gesamten Mechanismus ist.

Fällt eines aus oder läuft nicht richtig, betrifft das verschiedene Elemente, die dann wiederum in ihrer Funktion beeinträchtigt werden.
Die dritte Säule der Osteopathie bezieht sich auf die Selbstheilungskräfte des Körpers. Unser Organismus ist darauf ausgelegt, das Gleichgewicht zu halten, Krankheitserreger abzuwehren, immunisierende Stoffe zu bilden, Heilungsprozesse zu beschleunigen. Er besitzt verschiedenste Schutz- und Regulationsfunktionen. Ist die Funktion oder Bewegung einer Struktur beeinträchtigt, so kann dies zu Beschwerden und Erkrankungen führen und auch die Struktur dauerhaft selbst schädigen. Die Osteopathie will die Selbstheilungskräfte des Körpers unterstützen, indem Bewegungsstörungen beseitigt werden.

Die Teilgebiete der Osteopathie und ihre Anwendung, auch bei Schwindel

Die Osteopathie kennt verschiedene Systeme im Körper und gliedert sich entsprechend in drei Teilgebiete: *Viszerale Osteopathie, Parietale Osteopathie* und *Craniale Osteopathie*. Die Behandlung eines Teilgebietes wirkt sich auch auf alle anderen Gebiete und somit auf den gesamten Organismus positiv aus.

Die *viszerale Osteopathie* konzentriert sich auf Diagnose und Behandlung von Funktions- und Bewegungseinschränkungen der inneren Organe und den umgebenden Strukturen. Ziel ist, dass die freie Beweglichkeit der Organe und einwandfreie Funktion wieder hergestellt wird.

Diese kann durch Fehlfunktionen oder auch Fehlhaltung, Entzündungen, Narben beeinträchtigt sein. Das kann sich in Verspannungen äußern, die wiederum eine Reihe von Folgewirkungen und letztlich Beschwerden auslösen. Um die Störungen zu lokalisieren, werden Bauch- und Brustraum manuell untersucht oder sanft abgetastet und die Eigenbewegung der Organe durch sanfte Behandlungstechnik verbessert. Die viszerale Osteopathie wird u.a. angewendet bei Verdauungsstörungen, Sodbrennen, Inkontinenz, Menstruationsbeschwerden, Nierenbeschwerden, chronischen Blasen- und Harnwegsentzündungen.

Die *parietale Osteopathie* ist auf Störungen des Muskel-Skelett-Systems, zu dem Gelenke, Muskeln, Sehnen, Bänder und Faszien gehören, ausgerichtet. Funktionsstörungen in diesem System haben negative Auswirkungen auf Körperhaltung und Bewegungsabläufe. Diese können durch Über- und Falschbelastung, mangelnde Bewegung im Allgemeinen und Verletzungen zustande kommen. Stellen, an denen Symptome auftreten, müssen nicht unbedingt der Ort für die Ursache sein.

Ein blockierter Halswirbel kann beispielsweise Schwindel und Ohrgeräusche verursachen. Fundierte Kenntnisse über die Zusammenhänge, Strukturen und Funktionen innerhalb des Bewegungsapparates sind daher für den versierten Osteopathen unerlässlich.

Die parietale Osteopathie kennt verschiedene Techniken der Behandlung, darunter Muskelenergie-Techniken zur Lösung von Gelenkblockaden, manuelle Mobilisation und Manipulation durch Impuls. Anwendung findet dieses Teilgebiet bei Kopfschmerzen, Rückenschmerzen, Bandscheibenproblemen, Hexenschuss, Schwindel, Arthrose und Schleudertrauma. Ziel ist es, Gelenkblockaden, Muskelverspannungen, Verklebungen und Spannungen im Bindegewebe zu lösen.

Im Fokus der *cranialen* oder auch *craniosacralen Osteopathie* stehen Schädelknochen, Kreuzbein, zentrales und peripheres Nervensystem mit dem Gehirn, das Rückenmark mit den entsprechenden Nerven, Hirn- und Rückenmarksflüssigkeit und alle zugehörigen Bindegewebshäute. Alle Flüssigkeitssysteme in diesen Bereichen sollen frei und ungehindert strömen können, wozu die craniale Osteopathie durch Anregung und Störungsbeseitigung beitragen kann.

Der Osteopath nimmt die Flüssigkeitsbewegungen durch ein sanftes Pulsieren, das am ganzen Körper spürbar sein muss, wahr. Er erkennt ein Rhythmusmuster. Ist dieses an bestimmter Stelle gestört, kann er mit der Behandlung ansetzen. Verursacht werden Störungen z. B. durch Fehlfunktionen im Immunsystem, Nervensystem, Hormonhaushalt oder in der Atmung, die durch Unfälle, Verspannungen, Stress oder auch Zahnbehandlungen ausgelöst werden können. Verspannte Nackenmuskulatur und verdrehte Wirbelkörper führen zu Spannungen auf die Hirnhäute, die eine Durch-

blutungsstörung des Nervensystems bewirken können und somit auch für Schwindel verantwortlich sind. Anwendungsgebiete der craniosacralen Osteopathie sind beispielsweise Migräne, Tinnitus, Hörsturz, Kiefergelenksbeschwerden, Zahnfehlstellungen, chronische Mittelohrenzündungen, Nebenhöhlen- und Stirnhöhlenentzündungen und stressbedingte Verspannungen. Die Behandlung erfolgt mit sanften Druck- und Zugbewegungen sowie dem Halten relevanter Punkte.
Jeder Teilbereich kann bei Schwindel eine Option sein, denn die Osteopathie ist auf eine ganzheitliche Behandlung ausgelegt. Eine Funktionsstörung an bestimmter Stelle kann viele weitere Funktionsstörungen an ganz unterschiedlichen Stellen auslösen.

Wissenswertes über die Osteopathie-Behandlung

Der Osteopath nimmt eine eigene Diagnose vor, berücksichtigt dabei aber immer die ärztliche Diagnose. Mitunter können aber zur Abschätzung der osteopathischen Möglichkeiten auch Röntgenbilder und Laborwerte notwendig sein. Eine Behandlung beginnt mit einem ausführlichen Gespräch und verschiedenen Bewegungstests, danach erfolgt eine manuelle Untersuchung. Kommt der Osteopath zu dem Schluss, dass die osteopathischen Anwendungen dem Patienten helfen können, wird er eine manuelle Behandlung durchführen. Die Anzahl der Behandlungen richtet sich nach den Ergebnissen. Allerdings setzt die Wirkung einer Behandlung nicht immer sofort und unmittelbar ein, es kann auch längere Zeit dauern, bis der Körper auf die Techniken reagiert. Weitere Behandlungen erfolgen daher meist im wöchentlichen oder mehrwöchentlichen Abstand.

Es kann nach einer osteopathischen Behandlung zur sogenannten Erstverschlimmerung von Beschwerden oder Symptomen kommen, die jedoch nach wenigen Tagen abgeklungen sein sollten. Bedeutende Nebenwirkungen werden nicht verzeichnet. Schmerzen, Schwindel, Müdigkeit und Frösteln sind möglich, was aber meist der Anpassung des Körpers an die Veränderungen geschuldet ist und ebenfalls wieder schnell vorübergehen sollte. Osteopathie kann von entsprechend ausgebildeten Therapeuten durchgeführt werden. In der Regel sind dies Heilpraktiker, aber auch einige Ärzte und Physiotherapeuten verfügen über diese Zusatzausbildung.

Die Kosten für eine Behandlung liegen zwischen 50 und 120 Euro und werden von den gesetzlichen Krankenkassen nach eigenem Ermessungsspielraum, jedoch nicht verpflichtend, übernommen.

Cranio-Sacrale-Therapie

Die Cranio-Sacrale-Therapie ist eine ganzheitliche Ganzkörperbehandlung, die auf den Erkenntnissen der Osteopathie basiert. Ziel des Therapeuten ist es, die vorliegenden Blockaden aufzuspüren und diese durch spezielle manuelle Techniken zu beseitigen. Durch gezielte Handgriffe, die hauptsächlich im Bereich des Schädels und des Kreuzbeines angewendet werden, erfolgt eine Revitalisierung des Körpers auf mehreren Ebenen. Hierdurch wird erreicht, dass das Nervensystem, die körperliche Abwehr und der Bewegungsapparat gestärkt werden. Das Einsatzgebiet der Cranio-Sacrale-Therapie ist sehr vielseitig. So ist sie oft erfolgreich bei der Linderung von Schmerzen wie Migräne und Rückenschmerzen, aber auch zahlreiche andere Krankheitsbilder können von dieser Behandlungsform profitieren wie beispielsweise Schwindel, Tinnitus und orthopädische Probleme.

Faszientraining

Die Faszien, oder vereinfacht das Bindegewebe, spielen im Zusammenhang mit der Schwindelbehandlung eine wesentliche Rolle. Dieses feste und doch elastische Netz aus Collagenfasern, das Muskeln und Organe umhüllt und dem Körper Stabilität und Form gibt, ist sowohl ein Überträger von Schmerzen, kann aber auch selbst Schmerzen und Beschwerden verursachen und somit zum Auftreten von Schwindel beitragen. Faszientraining ist„en vogue", wie man so schön sagt und hat den Gesundheits- und Wellnessbereich in kurzer Zeit im Sturm erobert. Im Zusammenhang mit Schwindel kann es helfen, verklebte und verfilzte Faszien, die in ihren Funktionen beeinträchtigt sind, wieder zu glätten und elastisch zu machen und somit auch die Auslöser für Schwindel zu beseitigen.

Die Faszien im menschlichen Körper

Um die Beschaffenheit und die Optik der Faszien im menschlichen Körper zu veranschaulichen, wird oft der Vergleich mit einem Stück Fleisch angebracht. So findet sich bei verschiedenen Fleischsorten auf der Oberfläche eine feste faserige weiße Schicht und auch das Fleisch selbst kann damit durchzogen sein. In der Regel wird diese obere Faserschicht weggeschnitten. So in etwa kann man sich die Faszien im menschlichen Körper vorstellen, allgemein auch nur als Bindegewebe bezeichnet.

Die einzelnen Faserbündel aus Collagen und Elasthan durchziehen den gesamten Körper und spannen so ein elastisches Netz von Kopf bis Fuß, das alles zusammenhält und dem Körper auch seine Form gibt. Sie verbinden und umhüllen alle Elemente wie z. B. Knochen, Gelenke, Muskeln, Nerven, Gefäße. Ohne die Faszien würden wir ins uns zusammenfallen. Auch Bänder und Sehnen bestehen aus faszialem Gewebe.

Faszien müssen einen bestimmten Wassergehalt aufweisen, damit sie elastisch funktional bleiben, und den Körperelementen, die sie umhüllen, genügend Bewegungsfreiraum bieten. Auch können sie Fett aufnehmen. Unterschieden wird in obere und tiefere Faszien. Nach der Haut ist das Fasziennetz das größte Sinnesorgan des Menschen.

Die Faszien sind mit Rezeptoren ausgestattet, die Impulse überall hin weiterleiten und somit in ständiger Kommunikation mit allen Bestandteilen des Körpers, so auch mit den Organen und dem Gehirn stehen. Auch sind sie für die Immunabwehr immens wichtig, denn hier können sich die Makrophagen (Fresszellen) bilden, die schädliche Stoffe beseitigen.

Faszien sind nicht einfach nur, wie früher angenommen, Füllmaterial und Verpackung für die Körperlelemente, sie haben vielmehr zahlreiche Funktionen, darunter Stützfunktionen, Verbindung, Schutz vor Verletzungen der inneren Elemente, Wahrnehmung von Veränderungen, Transport von Nährstoffen, Abtransport von Giftstoffen, Produktion von neuem Bindegewebe, Unterstützung des Immunsystems sowie Wundheilung.

Lange Zeit spielte das Bindegewebe hauptsächlich im Bereich der Schönheit, z. B. bei Cellulite oder Falten, eine Rolle, doch die Wissenschaft ist auf dem Weg, dieses Netz genauestens zu erkunden, das heute auch mit bildgebenden Verfahren wie dem Ultraschall sichtbar gemacht werden kann.

Geschädigte Faszien beeinträchtigen die Gesundheit

Das Fasziennetz ist ein lebendiges aktives Gewebe, das in seiner Beschaffenheit nicht beeinträchtigt werden darf, um einwandfrei zu funktionieren. Neben der normalen Alterung und mangelnder Bewegung, tragen auch Überbelastung der Gelenke und Muskeln, Sehnen und Bänder, Verspannungen durch andauernde Fehlhaltungen, Stress, Verletzungen, Entzündungen und Operationen zu einer Schädigung der Faszien bei. Die normale glatte und lineare, elastische Struktur der Faszien verändert sich - sie verfilzen, verkleben, verkürzen sich, was dann zu verschiedenen Beschwerden führen kann, die ihrerseits wieder Auslöser für Schwindel sein können.

Verklebte und verkürzte Faszien beeinträchtigen die Funktion und Bewegungsfreiheit der Knochen, Gelenke, Muskeln und Organe, denn die werden regelrecht eingespannt. Auch kann es dazu kommen, dass Nerven eingeklemmt werden durch das zu stark spannende und weniger elastische Fasziengewebe.

Um die Faszien wieder in ihren normalen Zustand zu bringen, ist Körperarbeit und Faszientraining gefragt. Alternative manuelle Heilmethoden wie die Osteopathie oder das *Rolfing* setzen hier mit gezielten Techniken, die ausschließlich mit der Hand ausgeführt werden, an, wenn es sich um starke Beeinträchtigungen handelt. Das Faszientraining mit oder ohne Hilfsmittel ist sowohl eine unterstützende als auch vorbeugende Maßnahme, um das sagenhafte und wichtige Fasziennetz in seiner natürlichen Struktur wieder aufzubauen und funktional zu halten.

Faszientraining - Kombination aus Faszien-Massage und effektiven Übungen

Faszientraining kann mit und ohne Hilfsmittel durchgeführt werden. Es gibt zwei Arten von Faszientraining, die im Idealfall miteinander kombiniert werden: Die Selbstmassage mit speziellen Trainingsgeräten wie der Faszienrolle und gezielte Übungen, die sich auf Strecken, Dehnen, Schwingen konzentrieren und ohne Hilfsmittel durchzuführen sind.

Die Faszienmassage als Teil des Faszientrainings ist keine Massage im üblichen Sinn, denn hier ist der ganze Körper gefragt, auch wenn im Speziellen bestimmte Bereiche wie Fuß, Wade, Oberschenkel, etc. bearbeitet werden. Hauptziel ist das Auflösen verklebter und verspannter Strukturen mit dem positiven Nebeneffekt auch noch den Gleichgewichtssinn zu trainieren und den Körper sanft zu straffen, weil an dieser Arbeit zahlreiche Muskeln beteiligt sind.

Die ausgleichenden und mobilisierenden Bewegungen der Übungen ohne Trainingsgeräte sind durchdacht und stützen sich im Wesentlichen auf Dehnen, Strecken, Schwingen. Bei allen Übungen des Faszientrainings, mit oder ohne Hilfsmittel, geht es nicht um Schnelligkeit und hohe Leistung, sondern vielmehr um die Konzentration auf jede Übung und das Er- und Nachspüren der Wirkung.

Für Faszientraining finden sich heute eine Vielzahl von Literatur und DVDs und noch mehr Online-Anleitungen. Auch beim Kauf von Zubehör für das Faszientraining (Massage) liegt oft der Anleitung ein Übungsbooklet bei. Gesundheitsexperten empfehlen aber dennoch, sich zu Beginn für ein professionelles Faszientraining zu entscheiden. In einem solchen Kurs können die Grundlagen und die essentielle Vorgehensweise praktisch vermittelt werden, denn man kann auch viele Fehler machen, wenn z. B. Hilfsmittel wie Faszienrolle oder Ball zum Einsatz kommen.

Faszientraining sollte zudem in den Alltag eingebaut werden, wer es nur einmal im Abstand von mehreren Wochen oder Monaten durchführt, wird kaum Erfolge merken. Die Faszien sind einer täglicher Beanspruchung ausgesetzt, die auch wieder ausgeglichen werden will.

Trainingshilfsmittel für Faszienmassage-Übungen

Ausgebildete Osteopathen, Physiotherapeuten oder Rolfer können verdickte, verklebte, in ihrer Struktur veränderte Faszien ertasten. Dem Laien ist das meist nur bei argen Verspannungen möglich. Mit speziellen Hilfsmitteln für das Faszientraining können alle Körperteile wie Füße, Waden, Oberschenkel, Gesäß, Rücken, Bauchpartie, Kopf gezielt bearbeitet und massiert werden, um eine verklebte Faszienstruktur langsam aufzulösen und in ihrem elastischen Normalzustand zu halten.

Die Übungen mit den Trainingsgeräten für die Faszien wirken durchblutungsfördernd, stärken die eigene Körperwahrnehmung und zielen in der Anwendung auch auf das Gleichgewicht ab, das bei vielen Übungen gehalten werden muss, um sie effektiv auszuführen. Im Handel finden sich dazu folgende Komponenten:

- Faszienrolle, auch Blackroll genannt
- Faszienball
- Doubleball

Faszienrolle und Faszienball sind in verschiedenen Größen und Härtegraden erhältlich. Bei der Faszienrolle finden sich kurze und lange Rollen, je nach Einsatz und Körperpartie, weiterhin kann der Anwender zwischen glatten Faszienrollen oder Trainingsrollen mit genoppter oder welliger Oberfläche für die Intensität wählen. Faszienrollen und Faszienbälle sind meist aus Hartschaum gefertigt, um einen optimalen Druckwiderstand zu leisten, es gibt aber auch luftgefüllte Modelle, mit denen sich der Härtegrad variieren lässt. Der Preis für die Trainingshilfen bewegt sich je nach Art, Größe und konkreter Ausführung zwischen 10 bis 60 Euro.

Anwendung von Faszienrolle und Faszienball

Die Faszienrolle in ihren verschiedenen Ausführungen wird genutzt, um damit Massage-Übungen an Beinen, Rücken, Gesäß und Bauch durchzuführen. Sinn und Zweck ist es, auf die einzelnen Partien einen durchaus etwas festeren aber nicht zu starken Druck auszuüben, der das Bindegewebe lockert. Dazu wird mit Rollbewegungen gearbeitet, die allerdings nur effektiv möglich sind, wenn eine entsprechende Gewichtsverlagerung, z. B. durch Anheben des Gesäßes, der Beine oder des Rückens, erfolgt. Die Bewegungen auf der Rolle sind mit langsamem bis gemäßigtem Tempo durchzuführen und sollten intensiv wahrgenommen werden. Der Druckmoment wird zudem für 30-60 Sekunden beibehalten. Der Faszienball dient zur punktuellen Anwendung und ist besonders an den Füßen höchst effektiv. Auch hier wird der Ball, z. B. unter dem Fuß, in alle Richtungen langsam abgerollt. Der Ball kann generell an allen Körperstellen eingesetzt werden und stimuliert bestimmte Triggerpunkte im Gewebe. Der Double- oder Doppelball hat in der Mitte eine Vertiefung oder Aussparung und ist speziell für den Nackenbereich gedacht. So liegt er im Bereich der Halswirbelsäule rechts und links des Knochens auf, was die Wirbelsäule entlastet und eine gezielte Bearbeitung des verhärteten Gewebes seitlich davon ermöglicht. Selbstverständlich kann auch der Double-Ball an allen anderen Körperpartien eingesetzt werden. Die richtige Anwendung erfolgt am besten nach Anleitung und wird durch Übung immer besser, daher wird an dieser Stelle auf die einschlägigen Medien sowie die speziellen Kurse für Anfänger verwiesen. Auch Physiotherapeuten und Osteopathen können hier Hilfestellung leisten. Gerade bei extremem Bewegungsmangel und einer stärkeren Faszienverdichtung kann es zu Beginn nach den Übungen zu Muskelkater und leichtem Druckschmerz kommen. Das ist aber wie bei jeder aktiven sportlichen Betätigung und auch nach Massagen eine normale Erscheinung, die sich nach kurzer Zeit legen sollte.

Faszientraining ohne Hilfsmittel - Dehnen, Strecken, Schwingen, Federn, Wippen

Eine Ergänzung oder auch eigenständiges Training ohne Hilfsmittel sind Übungen, um die Elastizität der Faszien zu erhöhen und dauerhaft auf einem guten Level zu halten. Dazu zählen Übungen für die einzelnen Körperpartien, in denen es um Dehnen, Strecken, Schwingen, Federn, Wippen geht, ebenso wie Gleichgewichtsübungen. Auch aus dem Yoga-Bereich fließen viele Übungen ein. Eine relativ bekannte Übung, die sicher jeder schon aus der Gymnastik und vom Aufwärmen her kennt, ist das Schwingen mit beiden Armen durch die Beine. Um einen noch stärkeren Effekt zu erzielen, kann eine Flasche mit Wasser in die Hände genommen werden.

So funktioniert die Übung genau:

Stellen Sie sich mit geöffneten Beinen gerade hin. Der Kopf ist ebenfalls aufgerichtet. Strecken Sie die Arme leicht nach oben, die Flasche halten Sie zwischen den Händen. Nun gehen Sie mit Schwung und aus der Hüfte nach unten, so dass die Arme zwischen den Beinen schwingen können und richten sich langsam nachfedernd wieder auf. Wichtig ist dabei, dass der Schwung nicht aus den Schultern, sondern aus der Hüfte kommt.

Langfristige Vorteile von Faszientraining

Die Kombination von Faszienmassage und Streck-, Dehn-, Schwingübungen zahlt sich langfristig und dauerhaft aus. Wenn Faszien elastisch, beweglich, gut gewässert und frei arbeiten können, verfeinert sich auch das Körperbild merklich. Der Gang wird aufrechter, die Bewegungen fließender, weicher und harmonischer. Das verändert die gesamte Erscheinung, die nun weitaus entspannter und symmetrischer ist. Der Mensch ist nämlich nicht als krumme und schlaffe Figur geboren, sondern seine Silhouette folgt einer relativen geraden Linie. Diese widerherzustellen ist nicht nur eine wesentliche Aufgabe der professionellen Rolfing-Massage, sondern kann auch durch das Faszientraining nachhaltig bewältigt werden.

Rolfing

Rolfing ist eine spezielle Faszientherapie, die stark vereinfacht auch als *tiefe Bindegewebsmassage* erklärt werden kann. Sie ist nach der amerikanischen Biochemikern und Faszienforscherin Dr. Ida Rolf benannt, die sie in den 1950er Jahren unter der Bezeichnung „Strukturelle Integration" entwickelt hat. Rolfing orientiert sich am Bezug des menschlichen Körpers zur Schwerkraft und die damit verbundene Ausrichtung und Körperhaltung, bei der die Faszien eine wesentliche Rolle spielen.

Durch eine gezielte manuelle Behandlungstechnik, die sich fest definiert über zehn Sitzungen erstreckt, können nicht nur Schwindelbeschwerden gelindert werden, auch die Körperhaltung und die Körperwahrnehmung verbessern sich deutlich. Therapeuten, die Rolfing ausüben, werden als *Rolfer* bezeichnet.

Die Erfinderin Dr. Ida Rolf und ihr Ansatz

Den Doktortitel in Biochemie erwarb Ida Rolf im Jahre 1920 an der amerikanischen Columbia Universität und war danach am berühmten Rockefeller-Institut tätig. Ihre wissenschaftliche Ausbildung bot ihr die besten Voraussetzungen, um sich mit ihrer besonderen Leidenschaft - dem menschlichen Bindegewebe - intensiv auseinanderzusetzen. Gleichzeitig interessierte sie sich für Yoga, Homöopathie und Osteopathie. In den 1950er Jahren begründete Dr. Ida Rolf die ganzheitliche manuelle Behandlungsmethode, die sich auf ihre Studien und Forschungen auf den genannten Gebieten stützte und gleichzeitig neue Aspekte mit aufnahm. Dazu gehörte, dass die Schwerkraft in wesentlichem Zusammenhang mit Körperstruktur, Koordination von Bewegungen und Raumorientierung steht. Die Schwerkraft ist nach Dr. Wolf eine auftriebgebende positive Kraft.

Ist der Körper entlang der imaginären Lotlinie aufgerichtet, so befinden sich auch alle Strukturen und Systeme im Gleichgewicht. Nach dieser Erkenntnis entwickelte Ida Rolf die *Strukturelle Integration* als gezielte Faszienbehandlung, die heute den markenrechtlich geschützten Namen *Rolfing* trägt. Bis zu ihrem Tod im Jahr 1979 unterrichtete sie in ihrem eigenen Therapiezentrum in Colorado. In Deutschland findet sich der Rolfing Verband e.V. mit Sitz in Berlin.

Rolfing verstehen: Schwerkraft, Struktur und Faszien

Der Mensch wird in all seinen Bewegungen von der Schwerkraft beeinflusst, der Körper richtet sich danach aus. Von Natur aus und in einem gesunden unbeeinträchtigten Haltungszustand ist der Körper in seiner Haltung aufgerichtet.

Stellt man sich einen von der Seite gezeichneten menschlichen Körper von Kopf bis Fuß in einem Rechteck vor, so kann man durch den Körper mittig eine gerade Linie von oben bis unten ziehen - die Lotlinie. Zieht man nun waagerecht an den bestimmten Körperbereichen wie Kopf, Schultern, Taille, Oberschenkel, Knie und Füßen waagerechte Linien, so zeichnen sich diese ebenfalls gerade ab.

Alle Körperebenen bilden im Verhältnis zur Schwerkraft ein ausgewogenes Gleichgewicht und Symmetrie. Das bedeutet auch, dass Faszien und Muskeln sich frei bewegen können und weder verklebt, verfilzt noch verspannt sind.

Fehlhaltungen, Verletzungen, Traumata, einseitige Belastungen und Überbelastungen bringen die Struktur, die Form und Haltung des Körpers aus der Balance und entfernen ihn von der Lotlinie. Buckel, runder Rücken, gesenkter, nach vorne hängender Kopf, vorgeschobenes Becken sind nur einige Beispiele, welche die „gerade" Struktur des Körpers verändern. Ursachen dafür sind Verspannungen der Muskulatur und Verklebungen der Bindegewebshüllen, die alle Elemente im Körper zusammenhalten und für Ida Rolf das formgebende Element darstellten. Die Faszien umspannen alle Organe, Muskeln, Sehnen, Bänder, Gefäße und Nerven und bilden ein elastisches und doch stabiles Netz. Sie können aber durch Verspannungen der Muskulatur und andere Einwirkungen verkleben, verfilzen, austrocknen und brüchig werden oder selbst verletzt werden, was die form- und strukturgebende Hülle beeinträchtigt.

Die Strukturveränderungen wie oben beispielhaft aufgeführt, werden zwar bei genauem Hinsehen optisch wahrgenommen, aber ein „Geradehalten" ist in diesem Fall nicht das Gleiche wie ein „Geradesein". Zumal es den meisten Menschen mit starken Formveränderungen auch nicht gelingt, dauerhaft eine gerade Haltung ohne Schmerzen einzunehmen. Eine *integrierte Körperstruktur* bedeutet, dass alle Elemente oder die einzelnen Strukturen in ihrer richtigen Position, Beschaffenheit und Funktionalität sind, die vom Boden her unterstützt wird. Hier setzt das Rolfing an. Der Körper soll sich wieder im Zusammenspiel mit der Schwerkraft an einer Lotlinie gerade ausrichten. Dazu dienen manuelle Grifftechniken mit unterschiedlicher Tiefenwirkung, die in zehn aufeinanderfolgenden Sitzungen den Körper von den Füßen bis zum Schädel behandeln, in dem die Faszien mobilisiert und die Strukturen neu geordnet werden. Frei bewegliche, elastische und glatte Faszien erfüllen ihre Aufgaben und halten die Struktur aufrecht.

Rolfing hat die Ziele, die Körperhaltung zu verbessern, Haltungsschwächen und dadurch entstehende Haltungsfehler zu vermindern, chronische Schmerzen zu lindern, Gleichgewicht, Koordination und Mobilität zu stärken und effektive Bewegungsabläufe zu vermitteln. Daraus resultieren auch insgesamt eine bessere Selbstwahrnehmung und ein erhöhtes Wohlgefühl im eigenen Körper.

Rolfing bei Schwindel

Sehr häufig sind Verspannungen und Durchblutungsstörungen der Auslöser für Schwindel. Gerade im Nackenbereich und auch an den Füßen verlaufen wichtige Nervenbahnen und Sensoren, die mit dem Gleichgewichtssinn und dem Gehirn in direktem Informationsaustausch stehen. Verklebte Faszien, die durch verdickte Muskeln aufgrund der Verspannung entstehen, weil sie zusammengeschoben werden und somit keine Bewegungsfreiheit mehr haben, führen zu Falschinformationen an das Gehirn, das dann mit Schwindel reagiert. Auch an anderen Stellen kann es zu Beschwerden durch die verklebten Faszien kommen, denn die Bindegewebshäute sind durchzogen von feinen Rezeptoren, die Veränderungen wahrnehmen. Rolfing ist daher eine ergänzende und begleitende Maßnahme bei verschiedenen Arten von Schwindel, die insbesondere durch Probleme mit Verspannungen und Durchblutungsstörungen entstehen. Rolfing kann zudem als vorbeugende Therapie eingesetzt werden.

Rolfing-Behandlung

Die Durchführung von Rolfing setzt eine entsprechende, anspruchsvolle und mehrjährige Ausbildung voraus und wird meist von Ärzten, Heilpraktikern und Physiotherapeuten mit dieser Qualifikation angeboten. Eine Rolfing-Therapie setzt sich aus zehn Sitzungen zusammen, die aufeinander aufbauen. Jede Sitzung dauert zwischen 60 und 90 Minuten. Viele Therapeuten bieten auch Schnupper-Sitzungen (ca. 3 Sitzungen) an, um herauszufinden, ob Rolfing generell für den Einzelnen in Frage kommt. Die Sitzungen werden im Abstand von ein bis zwei Wochen durchgeführt. Rolfer arbeiten nur mit ihren Händen oder auch den Ellenbogen. Geräte und andere Hilfsmittel kommen nicht zum Einsatz.

Die Sitzungen eins bis drei beschäftigen sich mit den äußeren Schichten des Körpers und der Atmung, die bereits in der ersten Sitzung die große Rolle im Funktionszusammenhang spielt. Der Therapeut konzentriert sich in der ersten Sitzung auf die manuelle Behandlung von Nacken, Schultern, Becken, Beinen, Brustkorb, Zwerchfell. Dazu werden verschiedene Bindegewebstechniken angewandt, die durch spezielle Bindegewebsübungen unterstützt werden. Der Patient kann danach meist freier durchatmen.

In der zweiten Sitzung werden Füße und Beine von Verspannungen befreit, weiter geht es um die Gewichtsverteilung und Verlagerung auf die Füße, welche die wichtigen Bodenpfeiler im Rolfing bilden. In der dritten Sitzung werden der vordere und hintere Bereich des Körpers behandelt, um in Gleichklang zu kommen. In der vierten bis siebten Sitzung geht es um den inneren Kern, die tieferen Strukturen des Körpers. Das sind die Bereiche zwischen Becken und Mund sowie der Schädel. Die vierte Sitzung beschäftigt sich mit der Neuordnung der Strukturen von den Beinen bis zum Becken. In der fünften und sechsten Sitzung wird das Becken von Störungen befreit, wobei hier sowohl nach oben in den Bauch-Brust-, wie auch nach unten in den Beinbereich hineingearbeitet wird. Die siebte Sitzung ist Nacken, Schultern und Kopf gewidmet. Die neu geordneten Strukturen werden in der achten bis zehnten Sitzung integriert, was mit der Optimierung von Bewegungsabläufen einhergeht. Jeder einzelnen Sitzung geht eine Analyse von Haltung und Gang voraus. Die Behandlung selbst ist eine Kombination aus Bindegewebsarbeit durch den Therapeuten, Bewegungsübungen sowie am Ende der Behandlung Wahrnehmungs- und Haltungsübungen. Rolfing ist für Kinder und Erwachsene geeignet, sollte aber bei bestehenden Krankheitsbildern immer mit dem Arzt des Vertrauens besprochen werden. Rolfing wird nicht empfohlen bei akuten entzündlichen Erkrankungen, Aneurysma, Phlebitis, Osteoporose, Krebs, Arteriosklerose, psychischen Erkrankungen und bei langfristiger Einnahme von Cortison. Eine Sitzung kostet etwa 100 Euro. Die gesetzlichen Krankenkassen übernehmen diese Kosten allerdings nicht.

Atlastherapie

Die *Atlastherapie* oder *Atlaskorrektur* stützt sich auf eine Fehlstellung des ersten Halswirbels, der in der Anatomie als *Atlas* bezeichnet wird. Diese Fehlstellung bewirkt eine hohe Belastung auf die umgebende Muskelstruktur im Nackenbereich, die wiederum mit wichtigen Nervensensoren für das Gleichgewicht und die Raumorientierung ausgestattet ist. Sind diese Muskeln in Folge einer Fehlstellung oder Verschiebung verhärtet oder gar Nerven eingeklemmt, kommt es zu Fehlinformationen im Gehirn, die dann den sogenannten *zervikogenen Schwindel* auslösen. In der Praxis finden sich zwei Arten der Atlastherapie.

Der Atlas - Informationen über den ersten Halswirbel

Der erste Halswirbel, in der Anatomie als Atlas bezeichnet, trägt den Kopf und damit ein stattliches Gewicht von bis zu 6 kg und mehr. Benannt ist er nach dem Riesen Atlas aus der griechischen Mythologie, der das Gewicht des Himmelsgewölbes für alle Zeiten auf seinen Schultern tragen musste.

In Verbindung mit dem zweiten Halswirbel, als *Axis* bezeichnet, ermöglicht der Atlas die freie Beweglichkeit und das Drehen des Kopfes. Im Bereich der Halswirbelsäule liegen lebenswichtige Arterien und Nerven. Eine Fehlstellung des ersten Halswirbels beeinträchtigt durch ein Zusammenspiel verschiedener ungünstiger Faktoren alle relevanten Elemente des komplexen Systems zwischen Rückenmark, Gehirn und Nervensystem und kann zu vielseitigen Beschwerden, darunter auch zu Schwindel, führen.

Ist der erste Halswirbel aus seinem natürlichen Gefüge geraten, so beeinträchtigt das vom Kopf bis zur Wirbelsäule hin die gesamte Funktion. Es kommt zu Fehlhaltungen und den dadurch bedingten Verspannungen. Oft wird auch von einer *Atlasblockade* gesprochen.

Fehlstellung bzw. Verschiebung des ersten Halswirbels - Ursachen und Folgen

Im Rahmen der Körperstatik hat der Atlaswirbel im normalen Zustand eine ausgeglichene gerade Stellung. Er kann aber bereits im Säuglingsalter z. B. durch eine schwere Geburt, verschoben werden. Weitere Ursachen für eine Verschiebung können Kopfverletzungen nach Unfällen, starke ruckartige Einwirkungen auf die Halswirbelsäule, z. B. Stürze, Schleudertraumata, sowie andauernde extreme Fehlstellungen des Kopfes sein.

Der erste Halswirbel kann sich in verschiedene Richtungen verschieben, doch ganz gleich in welche, die Fehstellung bewirkt auf die umliegenden Strukturen eine negative funktionelle Beeinträchtigung, die weitere Folgen hat. Bemerkbar macht sich die Atlasblockade u. a. durch Kopfschmerzen, Nackenschmerzen, Rückenschmerzen, Gleichgewichtsstörungen, Schwindel, Taubheitsgefühle und Durchblutungsstörungen. Nachfolgend werden die ungünstigen Auswirkungen der Atlasverschiebung genauer erklärt.

Ist der Halswirbel in seiner natürlichen Position am Kopf ausgerichtet, so verteilt sich das Kopfgewicht gleichmäßig auf den Körper, die Körperstatik zeigt sich symmetrisch. Darauf abgestimmt ist auch die Muskelspannung. Durch eine Verschiebung verändert sich die Körperstatik, was die Muskelspannung ändert.

Die Muskeln versuchen sich anzupassen - sie verspannen sich - und ziehen dabei wie Stahlseile am gesamten Bewegungsapparat. Bänder, Sehnen und Bindegewebe passen sich ebenfalls an, es entstehen Fehlhaltungen und Fehlbelastungen, die dauerhaft zu noch stärkeren Verspannungen führen.

Verspannte Muskeln zeigen sich verdickt und verkürzt und können auf die sie umgebenden Nervenzellen drücken und Nervenreizungen verursachen. Die Nervenzellen sind mit feinen Fühlern ausgestattet, die Muskel- und Sehnenspannung sowie die Körperstellung im Raum wahrnehmen. Über die Rezeptoren erfolgt ein Informationsaustausch mit dem Gleichgewichtsorgan im Innenohr und relevanten Gehirnbereichen. Fehlinformationen durch verspannte Muskeln bringen das Gleichgewicht dann oft im wahrsten Sinne des Wortes aus dem Gleichgewicht. Eine Fehlstellung des ersten Halswirbels wirkt sich zudem negativ auf die hirnversorgenden Schlagadern wie Halsschlagader und *Carotis Interna* aus, die seitlich bzw. vor dem Atlas verlaufen und den Blutfluss zum Gehirn gewährleisten. Eine Überdehnung der Halsschlagader schränkt die Durchblutung des Kleinhirns ein, während eine zusammengedrückte Carotis Interna die Blutzirkulation verlangsamt.

Direkt vor dem Atlas findet sich der *Varunsnerv*, einer der zentralen Nerven des Vegetativen Nervensystems, der eine Vielzahl von Funktionen im Körper steuert. Ist er durch die Verschiebung des ersten Halswirbels betroffen, so wirkt sich das mitunter an den unterschiedlichsten Stellen im Organismus aus.

Atlastherapie
Definition, Arten und Durchführung, Behandlungserfolg

Die Atlastherapie oder Atlaskorrektur gehört vom Grundprinzip her zu den manuellen Therapien der Alternativmedizin. Sie kann von Ärzten, Heilpraktikern oder Physiotherapeuten nach entsprechender Weiterbildung am Patienten durchgeführt werden.

Der erste Halswirbel wird dabei nicht selbst behandelt, sondern das ihn umgebende Muskelsystem. Ziel ist vereinfacht gesagt, die Einwirkung durch Impulse auf die Muskulatur und somit auf die Nervensensoren, um die fehlerhaften Informationen zu korrigieren und eine Stabilisierung zu erreichen. Gleichzeitig soll der Atlas wieder in seine natürliche Position zurückfinden. Manuelle Therapien kennzeichnen sich dadurch, dass die Behandlung mit den Händen des Therapeuten erfolgt. Je nach Art der Atlastherapie kommt ein eigens für diese Therapie entwickeltes Massagegerät zum Einsatz. Unterschieden werden die Atlastherapie nach Arlen und die Atlastherapie mit spezialisierten Geräten. Bei beiden Arten reicht mitunter schon eine Behandlung aus, wobei sich die Anzahl der Therapiesitzungen danach richtet, wie der Patient konkret auf die Atlastherapie anspricht.

Spezielle Übungen, die der Patient zuhause zur Kräftigung und Mobilisation der Muskulatur sowie zum Abbau von Verspannungen durchführen kann, unterstützen den Behandlungserfolg langfristig. Zu Beginn einer jeden Atlastherapie, gleich welcher Art, wird in der Regel der erste Halswirbel durch den Therapeuten ertastet, um die Position, Art der Verschiebung bzw. Fehlstellung zu definieren, z. B. nach rechts oder links verschoben. Es folgen weitere Tests, um sich über das Ausmaß der Bewegungseinschränkungen und Beschwerden ein Bild zu machen. Dazu gehören Kopfdrehungen, Arm- und Beckenbewegungen sowie die Haltung allgemein. Einige Anwender setzen zur Positionsfeststellung zusätzlich oder voraussetzend bildgebende Verfahren ein.

Atlastherapie nach Arlen

Die *Atlastherapie nach Arlen* ist eine manuelle Therapie, die auf die Selbstheilungskräfte des Körpers gerichtet ist. Der Therapeut setzt am Querfortsatz des ersten Halswirbels oder gegen den Dornfortsatz des zweiten Halswirbels mit der Kuppe seines Mittelfingers einen schnellen Impuls mit dosierter Kraft und in eine gewisse Richtung. So wird auf die dort befindlichen Nervensensoren ein kurzer Dehnreiz ausgeübt, der den Kreis der Fehlinformationen unterbricht und neu sortiert. Während der Therapeut die Behandlung durchführt, ist auch die richtige Atemtechnik des Patienten wichtig, die der Therapeut anleitet. Die genaue Ansatzstelle, Richtung und Stärke des Impulses werden für jeden Patienten individuell ermittelt.

Atlastherapie mit speziellen Geräten

Die Atlastherapie, die meist mit dem Herstellernamen der Geräte gekennzeichnet ist, wird mit einem Gerät durchgeführt. Dabei handelt es sich um ein elektronisches, handgeführtes stabförmiges Massagegerät mit einem vibrierend-rotierenden Kopf, der spitz zuläuft.

Verschiedene Behandlungen beginnen zunächst mit einer lockernden Massage der gesamten Muskulatur seitlich der Lendenwirbelsäule bis zur Halswirbelsäule mit dem Spezialgerät. Im Anschluss werden dann die relevanten Stellen der Nackenmuskulatur mit dem Gerät behandelt, das über eine spezielle Frequenz und einen optimierten Druck verfügt, wodurch auch die Tiefenmuskulatur erreicht wird. Durch diese Dehnung der verspannten Muskeln soll der Atlaswirbel wieder in seine richtige Position gelangen, die Nervensensoren neu programmiert werden. Eine Nachbehandlung konzentriert sich auf die Massage der Muskulatur mit dem Gerät.

Bei beiden Arten der Atlastherapie werden die Ergebnisse durch erneute Untersuchungen, manuell/mit bildgebenden Verfahren, überprüft. Nebenwirkungen, die bei jeder Atlastherapie auftreten können, sind Schwindel, Kopfschmerz und Blutdruckabfall.

Die Erfolgsergebnisse scheinen nach Patientenerfahrungen bei beiden Arten gut zu sein, es kann aber, aufgrund der nicht ausreichenden Informationen, keine Präferenz für die eine oder andere Methode gegeben werden. Zumal auch die Atlaskorrektur mit spezialisierten Geräten in ihren Erfolgsergebnissen stark an die Werbung für den Hersteller gebunden ist. Hier braucht es noch viel Zeit, um konkrete Aussagen zu treffen. Beide Therapiearten zur Atlaskorrektur gehören nicht zum Leistungskatalog der gesetzlichen Krankenkassen und fallen daher unter die individuellen Gesundheitsleistungen, die der Patient selbst zahlt.

15 Hausmittel gegen Schwindel

Wasser

Schwindel entsteht häufig aufgrund einer zu geringen Flüssigkeitszufuhr, infolgedessen es zu Dehydratation kommt. Mit reichlich Wassertrinken kann man derartig begründeten Schwindel sehr einfach und schnell in den Griff bekommen.

Selleriesaft

Wenn der Schwindel aufgrund von niedrigem Blutdruck entsteht, kann das Trinken von frischem Selleriesaft die Symptome lindern.

Knoblauch

Knoblauch gilt seit jeher als ein Allroundtalent bei der Behandlung unterschiedlicher gesundheitlicher Probleme. Auch bei Schwindel kann selbiger gute Dienste leisten, indem es die Durchblutung fördert. Eine schnelle Beseitigung des Schwindels kann erreicht werden, wenn man ein paar zerdrückte Knoblauchzehen mit etwas Wasser aufkocht, ziehen lässt und anschließend abseiht und trinkt.

Um weitere Schwindelattacken zu vermeiden, kann ein vermehrter Verzehr von Knoblauch hilfreich sein. Dies ist auch relevant, wenn der Schwindel in Verbindung mit einer Hefepilzinfektion steht, denn Knoblauch wirkt sich antimykotisch und positiv auf das Darmmilieu aus.

Apfelessig mit Senf und Salz

Wenn der Schwindel mit einer unzureichenden Durchblutung in Verbindung steht, ist diese Mischung ein probates Mittel. Apfelessig, Salz, Senf und Pfeffer werden zu gleichen Teilen gemischt, mit einem Glas Wasser vermengt und anschließend getrunken.

Koriandersamen und Indische Stachelbeere

Koriandersamen sind ein bekanntes ayurvedisches Mittel bei der Behandlung von Schwindel. In Kombination mit der Indischen Stachelbeere (Amla), die über einen hohen Gehalt an den Vitaminen A und C verfügt, kann die Wirkung von Koriandersamen sogar noch effektiver wirken.

Aus beiden Mitteln bereitet man eine Paste. Hierfür werden je 1 Teelöffel Koriandersamen und der Indischen Stachelbeere in einer Tasse Wasser eingeweicht. Über Nacht ziehen lassen und am nächsten Morgen abseihen und trinken. Um einen besseren Geschmack zu erreichen, kann man etwas Honig beimengen. Diese Prozedur wird einige Tage lang wiederholt.

Muskatnuss und Kreuzkümmel

Muskatnuss- und Kreuzkümmelpulver werden miteinander vermengt und dreimal täglich eingenommen.

Zitronenwasser

Zitronenwasser ist eines der bekanntesten und bewährtesten Hausmittel gegen Schwindel. Hierfür wird eine Zitrone ausgepresst, mit einem Glas Wasser und 2 TL Zucker vermengt und anschließend getrunken.

Joghurt

Joghurt ist ein einfaches und schnell griffbereites Hausmittel, um sich von Schwindel zu befreien. Sobald sich erste Anzeichen von Schwindel zeigen, ist der Griff zum Joghurtbecher eine gute Idee, um den Schwindel erst gar nicht in voller Gänze auftreten zu lassen. Die Wirkung des Joghurts kann verstärkt werden durch ein paar Mandeln (fein gehackt) und ein paar frischen Erdbeeren (gestückelt).

Basilikummilch

Basilikum kann innerlich und äußerlich (als Aromatherapiemittel) positiv auf Schwindel einwirken. Hierfür werden 4 Basilikumblätter in einer Tasse Milch aufgekocht. Vor und während des Trinkens wird der Geruch tief eingeatmet. Die Basilikummilch wird mehrere Wochen lang täglich vor dem Schlafengehen getrunken.

Eisen

Wenn Schwindel in Verbindung mit einer Blutanämie steht, ist eine ausreichende Versorgung mit Eisen unverzichtbar. Diese kann durch entsprechende Eisenpräparate sichergestellt werden, aber auch die Ernährung mit bestimmten Lebensmitteln (z. B. Spinat, Linsen) trägt zu einer Verbesserung der Eisenversorgung bei.

Eispackung

Bei einigen Schwindelarten kann eine Eispackung schnelle Linderung herbeiführen, indem die Körpertemperatur etwas heruntergekühlt wird. Mit dem Bauch nach unten legt man sich auf ein Sofa. Die Eispackung wird dann für ca. 10 Minuten auf die Rückseite des Halses platziert.

Mutterkraut

Ein altbekanntes aber weitgehend vergessenes Hausmittel gegen Schwindel ist das Mutterkraut. Sobald die ersten Anzeichen von Schwindel auftreten, lohnt es sich, ein paar Blätter Mutterkraut zu kauen. Alternativ kann man Mutterkrauttee zubereiten. Hierfür wird eine Tasse heißes Wasser zubereitet. Dann gibt man je 1 TL Mutterkraut und Pfefferminzblätter hinzu und lässt diese ca. 15 Minuten lang ziehen. Durchseihen und anschliessend trinken. Um eine dauerhafte Linderung vom Schwindel zu erreichen, sollte dieser Tee täglich über einen Zeitraum von mehreren Wochen getrunken werden.

Mandeldrink mit Kürbiskernen

Mit dieser Mischung ist es möglich, Schwindel nachhaltig zu lindern. Hierfür vermengt man ein paar Kürbiskerne mit 12 Mandeln und 3 EL Weizen. Über Nacht einweichen lassen und am nächsten Tag eine glatte Paste zubereiten. Ein paar Gewürznelken unterrühren und dann mit Milch aufkochen. Um einen besseren Geschmack zu erreichen, kann man etwas Honig beimengen. Über den Tag verteilt trinken.

Kardamom-Zimt-Massage

Mit einer Kardamom-Ölmischung wird der Kopf mehrmals pro Woche massiert. Hierfür werden 2 TL Sesamöl etwas erhitzt und je ½ TL Kardamom und Zimt eingerührt. Das Öl abkühlen lassen, den Kopf damit einmassieren und einige Stunden einwirken lassen.

Massage mit Lavendelöl

Auch eine Ganzkörpermassage kann Schwindel reduzieren, denn sie führt zu einer verbesserten Durchblutung und einer Entspannung des Nervensystems.

Um den maximalen Nutzen einer Massage zu erreichen, wird die Anwendung mit Lavendelöl empfohlen.

Physiotherapie

Physiotherapie gehört zu den besonders wichtigen Behandlungsmethoden bei häufig auftretenden Schwindelarten. Für den richtigen Behandlungsansatz sind auch hier die genauen Ursachen sowie die Diagnose des Arztes ausschlaggebend. Im Fokus stehen der gutartige Lagerungsschwindel und dafür geeignete Befreiungsmanöver sowie die vestibuläre Therapie bei Schwindel, dessen Ursachen z. B. entzündliche Erkrankungen im Ohr oder Gehirn sein können. Auch der zervikogene Schwindel, der durch eine Fehlfunktion der Halswirbelsäule hervorgerufen wird, kann im Rahmen der Physiotherapie mit manueller Therapie behandelt werden.

Physiotherapie in Abgrenzung zur Physikalischen Therapie

Physiotherapie und *Physikalische Therapie* sind streng genommen zwei eigenständige Behandlungsbereiche, die jedoch in der Praxis kombiniert werden. Man spricht auch immer vom „Physiotherapeuten" und nicht vom „physikalischen Therapeuten". Abrechnungstechnisch werden beide Bereiche differenziert behandelt, wobei es hier wiederum gerade in der Physiotherapie Unterschiede zwischen Therapieformen, welche die gesetzlichen Krankenkassen übernehmen und denen, die der Patient selbst zahlen muss, gibt. In einer Physiotherapiepraxis werden beide Bereiche hinsichtlich der Anwendung gleichermaßen und ggf. patientenspezifisch kombiniert durchgeführt.

Im Hinblick auf das Thema „Schwindel" werden in den folgenden Ausführungen explizit die physiotherapeutischen Maßnahmen erläutert, während sich das Kapitel „Physikalische Therapie bei Schwindel" mit den entsprechenden Anwendungen genauer befasst. Physiotherapie und Physikalische Therapie können sich in der Schwindelbehandlung wunderbar ergänzen.

Die Physiotherapie konzentriert sich bei Erkrankungen und Schädigungen des Bewegungsapparates auf Bewegungen und Bewegungsabläufe und wurde früher „Krankengymnastik" genannt. Bei den klassischen Methoden setzt sie durch Analyse und folgende praktische Anleitung zu Übungen auf Lockerung und Kräftigung der Muskulatur, Mobilisation der Gelenke, Lösung von Blockaden und Optimierung der Körperhaltung. Die aktive Mitarbeit während der Behandlungssitzungen sowie danach mit den erlernten Bewegungsübungen zu Hause wird vom Patienten gefordert, um den Heilungsprozess effektiv anzukurbeln. Ein weiterer Bereich ist das gezielte Training bei neurologisch bedingten Störungen mit dem Ziel, Mobilität und Koordinationsfähigkeit zu erhalten. Hier werden auch spezielle physiotherapeutische Behandlungsformen, z. B. die manuelle Therapie oder das Bobath-Konzept, angewandt.

Manuelle Therapien sind gekennzeichnet durch spezielle Handgriffe des Therapeuten. Er ertastet Bewegungsstörungen und behandelt diese dann ausschließlich mit den Händen, z. B. mit leichtem oder stärkerem Druck und punktueller Massage. Mit der klassischen Massage sind diese Techniken jedoch nicht gleichzusetzen. Für die Anwendung von manuellen Therapietechniken, beispielsweise Manuelle Therapie nach Maitland, Kaltenborn, Cyriax, Chiropraktik oder Osteopathie, benötigen Physiotherapeuten eine entsprechende Zusatzqualifikation.

Manuelle Therapien finden in der Physiotherapie immer mehr Beachtung bei Problemen mit Rücken und Kopf, Muskeln und Gelenken, insbesondere bei Verspannungen durch Fehlhaltung und chronischen Beschwerden nach Verletzungen und Unfalltraumata. Je nach Therapieansatz steht die ganzheitliche Betrachtung des Patienten im Fokus, die neben dem Körper auch die Seele, also das psychische Befinden, mit einschließt. Sehr gute Beispiele sind hier im Zusammenhang mit Schwindel die Osteopathie und das Rolfing, die zur Alternativen Medizin gezählt werden, aber ebenfalls von Physiotherapeuten mit der entsprechenden Qualifikation angewendet werden können.

Physiotherapeuten arbeiten eng und abstimmend mit den betreuenden Ärzten zusammen, der Patient erhält für die Behandlungen ein Rezept. Physiotherapeutische Behandlungen wie auch physikalische Therapien werden von ausgebildeten Physiotherapeuten, staatlich anerkannten Masseuren und medizinischen Bademeistern durchgeführt.

Die wesentlichen Behandlungsansätze bei Schwindel in der Physiotherapie

Der gutartige Lagerungsschwindel und der anhaltende Drehschwindel bei entzündetem Gleichgewichtsnerv können durch spezielle Manöver und langfristig angelegte Übungen erheblich gebessert werden. Denn Schonung und Ruhe bewirken meist eine Verschlimmerung, während gezieltes Training den Schwindel reduziert und ihm vorbeugen kann. Die Übungen provozieren im ersten Schritt Haltungsunsicherheiten, worauf dann Korrekturbewegungen folgen. So trainiert der Patient seinen Gleichgewichtssinn und lernt automatisch, Schonhaltungen zu vermeiden. Die wichtigen Behandlungsstrategien lauten in der Physiotherapie: *Befreiungsmanöver* und *Vestibuläre Rehabilitationstherapie*.

Ein dritter Behandlungsansatz folgt dem zervikogenen Schwindel, der sich durch eine Fehlfunktion der Halswirbelsäule und der damit verbundenen Knochen, Muskeln, Bänder und Sehnen ergibt. Durch Muskelverspannungen und Gelenkbeschwerden kann hier die Funktion der Hirnnerven beeinträchtigt werden. In der Physiotherapie kommen bei HWS-Schwindel in erster Linie manuelle Therapien in Frage, die auch mit der vestibulären Therapie ergänzend kombiniert werden können.

Befreiungsmanöver bei Lagerungsschwindel

Beim gutartigen Lagerungsschwindel - der sogenannte *Beninger pheripherer paroxysmaler Lagerungsschwindel* - wird der Schwindel durch losgelöste Ohrkristalle (Otokonien oder Otholithen) ausgelöst, die in den Bogengängen des Gleichgewichtsorgans umherirren und dadurch falsche Orientierungssignale an das Gehirn senden. Diese winzigen Calciumkristalle haben für den Gleichgewichtssinn eine wichtige Funktion, wenn sie in ihrer gelartigen Membran am Vorhof der Bogengänge bleiben, denn sie sind maßgeblich für die Orientierung im Raum. Durch Alterserscheinungen oder Kopfverletzungen können sie sich loslösen, was dann zu einer Schwindelattacke führt, wenn schnelle Körper- oder Kopfbewegungen ausgeführt werden.

Die Physiotherapie setzt hier auf die sogenannten Befreiungsmanöver, mit denen durch gezielte schnelle Lagerungs- und Kopfbewegungen zunächst der Schwindel bewusst herbeigeführt wird, um die Steinchen zu lokalisieren und sie anschließend wieder in eine stabilisierte Position zu bringen. Hierzu werden hauptsächlich die Befreiungs- oder Lagerungsmanöver nach Sémont oder nach Epley angewandt. Der Physiotherapeut leitet den Schwindelpatienten genauestens an und gibt ihm zusätzlich oft einen Übungsflyer mit, damit er die Manöver danach zuhause selbst durchführen kann.

Die eigentliche Behandlung beim Therapeuten bedarf oft nur einer Sitzung, kann aber auch wiederholt werden, bis sich der Patient mit den Übungen sicher ist, denn es sind genaue Abfolgen und die Haltung von Positionen über einen bestimmten Zeitraum hinweg einzuhalten. Schon kleinste Fehler machen das jeweilige Manöver uneffektiv. Zuhause führt der Patient die Manöverübungen in der Regel dreimal täglich und bis zu dreimal hintereinander aus und zwar solange, wie sich der Schwindel durch die Übung noch auslösen lässt.

Vestibuläre Rehabilitationstherapie (Schwindeltherapie)

Die vestibuläre Rehabilitationstherapie (VRT) bezeichnet ein gezieltes Gleichgewichts- und Stabilisationstraining, das bei akutem oder chronischem Schwindel, aufgrund von Störungen des so genannten vestibulären Systems, zur Anwendung kommt.

Gleichgewichtsorgan, Otholitenorgan, Gleichgewichtsnerv und Rezeptoren bilden das vestibuläre System, das mit den Augenmuskeln und der Muskulatur an Sehnen und Gelenken verbunden ist. Erkrankungen oder auch Verletzungen im Innenohr oder Gehirn, Umwelteinflüsse oder genetische Faktoren können Störungen im vestibulären System verursachen, die dann zu Schwindel führen.

Begründet wurde die vestibuläre Rehabilitationstherapie durch die englischen Ärzte Cawthorne und Cooksey in den 1940er Jahren, die sich bis heute deutlich weiterentwickelt hat. Die VRT setzt sich aus speziellen Übungen, die der Physiotherapeut gemeinsam mit dem Patienten durchführt, und dem weiteren Training des Patienten zuhause zusammen.

Die Übungen umfassen gezielte Augen- und Kopfbewegungen, Balance-Bewegungen, Fixationsübungen mit dem Auge, Gleichgewichts- und Gangübungen. Dieses Trainingsprogramm hilft langfristig, das vestibuläre System zu stabilisieren und gibt dem Patienten Sicherheit. Ausdauerndes Üben ist jedoch erforderlich, damit die Schwindelsymptomatik gebessert werden kann. Physiotherapeuten leiten an, doch die Hauptarbeit liegt beim Patienten, von ihm wird aktive Mitarbeit zuhause gefordert. Die Übungen sind nicht schwierig, fordern aber Konzentration und bringen auch völlig neue Erfahrungen über das eigene Gleichgewichtsempfinden. Die Übungen sollten zuhause täglich durchgeführt werden, am besten ist es, sie in den Alltag einzubinden. Die Schwindeltherapie ist langfristig angelegt, d. h. eine Besserung erfordert ein Training, das über Monate und Jahre andauern kann, dafür ist es aber sehr effektiv. Wie auch bei den Befreiungsmanövern lösen die Übungen zunächst Schwindel oder Unsicherheiten aus, was aber bewusst gewollt ist, damit das Gehirn sich an die Situation anpassen und in Bezug auf die Unsicherheit neu lernen kann.

Zervikogener Schwindel

Schwindelerscheinungen, deren Ursache auf Funktionsstörungen der Halswirbelsäule beruht, werden als *zervikogener Schwindel* bezeichnet. Diese Funktionsstörungen können Knochen, Gelenke, Muskeln, Sehnen und Bänder der Halswirbelsäule betreffen, wobei die Fehlfunktion einer Komponente meist Auswirkungen auf alle anderen Elemente hat. Obwohl der zervikogene Schwindel nicht eindeutig wissenschaftlich belegt ist, so zeigen sich in der gezielten physiotherapeutischen Behandlung beachtliche Erfolge.

Der zervikogene Schwindel äußert sich vornehmlich als Schwankschwindel oder Gangunsicherheit und verschlimmert sich durch Bewegung und nach längerer Zeit in einer Zwangshaltung. Er geht oft mit Nacken- und Kopfschmerzen einher und kann zwischen wenigen Minuten und mehreren Stunden anhalten. Patienten zeigen Auffälligkeiten an der Halswirbelsäule sowie im Bereich von Nacken und Schultern.

Die Diagnose eines zervikogenen Schwindels kann nicht wie bei anderen Schwindelformen durch einen bestimmten Test gestellt werden. Hier sollten Arzt und Physiotherapeut intensiv zusammenarbeiten, vor allen Dingen müssen andere Ursachen, die ebenfalls Schwindel verursachen können, ausgeschlossen sein. Die Muskeln, Sehnen und Bänder im Bereich der Halswirbelsäule sind von Nervenzellen umgeben, die Gleichgewichtsinformationen an das Gehirn weiterleiten. Muskelverspannungen und Gelenkprobleme in der Halswirbelsäule können die Hirnnerven negativ beeinflussen und so auch Schwindel hervorrufen. Verantwortlich dafür sind meist verspannte Muskeln im Hals-Nackenbereich durch Fehlhaltungen und Belastungen, die auf die umliegenden Nerven drücken. Kleinere Muskeln, die in der Tiefe liegen, können sogar eingeklemmt werden. Die Nervenzellen an den Muskeln fungieren als Sensoren, die mit Gleichgewichtsorgan und Gehirn in Kommunikation stehen. Ist die Muskelspannung stark verändert, werden hier falsche Signale zur Raumorientierung weitergegeben. Ursächlich für eine Funktionsstörung der Halswirbelsäule kann unter anderem eine andauernde Fehlhaltung, Überbelastung oder Kopfverletzung sein. Um funktionelle Beschwerden zu lindern, kommen in der Physiotherapie manuelle Therapietechniken in Frage, welche die Muskulatur stabilisieren und normalisieren und die Funktionsstörung der Halswirbelsäule beheben. Diese können zusätzlich mit gezielten krankengymnastischen Übungen (z. B. mit dem Theraband) sowie einem Heimübungsprogamm oder der vestibulären Rehabilitationstherapie kombiniert werden. Zu den manuellen Therapieansätzen beim zervikogenen Schwindel gehört die so genannte Atlastherapie oder Atlaskorrektur.

Physikalische Therapie

Die Behandlungsmöglichkeiten der Physikalischen Therapie sind bei Schwindel, der durch Probleme der Halswirbelsäule, Gelenkbeschwerden, Verspannungen, Stress oder Durchblutungsstörungen entsteht, als ergänzende Maßnahme, oft auch zur Physiotherapie, angezeigt. Das Lösen von Verspannungen und die Mobilisation stehen dabei im Vordergrund.

Wissenswertes über die Physikalische Therapie

Wie der Begriff schon vermuten lässt, arbeitet diese Therapie mit physikalischen Mitteln und nutzt die Kraft von Wasser, Wärme, Kälte, Licht, elektrischer Energie und der Mechanik. Durchgeführt werden physikalische Therapien von Physiotherapeuten, staatlich anerkannten Masseuren und medizinischen Bademeistern. Oftmals ist eine Vorbehandlung durch physikalische Maßnahmen sogar erforderlich, um Schmerzen zu lindern und starke Blockaden zu lösen, damit eine Bewegungs- oder Physiotherapie überhaupt möglich ist.

Die Physikalische Therapie gliedert sich in die großen Bereiche:

- Massagetherapien
- Hydrotherapie/Balneotherapien: Wasseranwendungen/Bäderkunde
- Kälte- und Wärmeanwendungen
- Elektrotherapien, z.B. Reizstromtherapie
- Lichttherapien

Mögliche physikalische Therapiemaßnahmen bei Schwindel im Einzelnen

Die konkrete Diagnose und Therapieempfehlung bestimmt die Maßnahmen der physikalischen Anwendungen. Nachfolgend werden die geeigneten Therapie-Konzepte kurz vorgestellt sowie Zusammenhang und Wirkweisen bei Schwindelbeschwerden angerissen.

Massagen

Verspannungen, Stauungen, Blockaden - diese Probleme, die Muskulatur, Bindegewebe und Lymphflüssigkeiten betreffen, können Schwindel auslösen. Von der klassischen Massage über Bindegewebsmassage, Lymphdrainage, Fußreflexzonenmassage bis hin zu weiteren speziellen Massagen wie z. B. Akupunkturmassage, Unterwassermassage, Hydrojet oder Hemimassage für neurologische Patienten, kommen Massagetherapien zur Anwendung, um die Strukturen zu lockern, zu dehnen, zu entwirren und die Durchblutung an den relevanten Stellen wieder zu fördern. Schmerzen werden gelindert und auch das seelische Wohlbefinden verbessert sich.

Wärmeanwendungen

Bei Schwindel kommen in erster Linie, ergänzend zu Physiotherapie und Massagen oder anderen physikalischen Therapien, Wärmeanwendungen zum Einsatz. Wärme hat einen enormen Entspannungsfaktor und steigert das Wohlbefinden sofort merklich.

Wärme fördert die Durchblutung, wirkt entkrampfend, entspannend und schmerzlindernd auf die Muskulatur. Bekannt sind hier z. B. die warmen Fangopackungen vor der eigentlichen Massage. Daneben kennt die Wärmetherapie Behandlungen mit Infrarotlicht, Heißluft, sonstigen Packungen wie Moorpackungen, Heublumenpackungen, so genannte Paraffinbäder und die heiße Rolle.

Hydrotherapie/Balneotherapie

„Wasser ist Leben" sagt eine Redewendung und die heilsame Wirkung von Wasser ist seit Ewigkeiten bekannt. Die Hydrotherapie umschreibt alle Therapiemöglichkeiten mit Wasser, ob kalt oder warm. Die Balneotherapie oder Bäderkunde ist ein Teilgebiet der Hydrotherapie und beinhaltet Voll- und Teilbäder verschiedener Art, Trinkkuren und Inhalationen mit Heilwasser. Ein Großteil der Hydrotherapie befasst sich mit den unumstrittenen und höchst wirkungsvollen Wasseranwendungen nach dem berühmten Pfarrer Kneipp, zu denen insbesondere Güsse und Wechselbäder gehören. Hydrojet bezeichnet eine Unterwassermassage und kombiniert gleich drei physikalische Methoden: Massage, Wasser, Wärme.

Eine besondere Bedeutung in der Physiotherapie hat das so genannte Bewegungsbad, das ebenfalls zu den physikalischen Therapieansätzen zählt. Vereinfacht gesagt handelt es sich um Krankengymnastik im Wasser oder auch unter Wasser, die für den Patienten viele Vorteile bringt. Gelenke werden geschont, Bewegungen können leichter, mit weniger Kraftaufwand und schmerzfrei durchgeführt werden. Der Wasserauftrieb ist auch ideal, um Gleichgewichtsübungen zu trainieren, was gerade bei vestibulärem Schwindel zu sehr guten Erfolgen führt. Wassergymnastik trägt dazu bei Kraft, Ausdauer, Koordination, Balance und Mobilität zu steigern.

Elektrotherapie

Bei der Elektrotherapie wird mit elektrischem Strom (Wechsel- oder Gleichstrom) gearbeitet, um Schmerzen zu lindern, Muskeln zu lockern, zu stimulieren oder zu stabilisieren, den Stoffwechsel anzuregen und die Durchblutung zu fördern. Unterschieden werden die Therapien danach, ob galvanische, nieder-, mittel-, oder hochfrequente Ströme eingesetzt werden. Als begleitende physikalische Maßnahme bei Schwindel können im Rahmen einer Elektrotherapie beispielsweise das TENS-Verfahren oder das Stangerbad eingesetzt werden.

Sehr bekannt ist das TENS-Verfahren, (Transkutane elektrische Nervenstimulation, auch Reizstromtherapie). Dadurch lassen sich die Nervenzellen im Rückenmark durch Stromimpulse, die von einem speziellen Gerät über Elektroden auf der Haut übertragen werden, derart stimulieren, dass der Schmerz nicht zum Gehirn weitergeleitet wird.

Das Stangerbad vereint Hydro-/Balneotherapie und Elektrotherapie. Beim Stangerbad handelt es sich technisch um eine Spezialbadewanne mit einem Schaltpult für die Stromzuleitung und galvanisierte Metallplatten an den Seitenwänden. Das Wasser wird mit Gleichstrom elektrisiert und ist stark erwärmt. Die Intensität der Stromzufuhr kann genau für den Patienten eingestellt werden.

Das Stangerbad fördert die lokale Durchblutung, die auch den Stoffwechsel anregt. Auf Muskeln und Nerven werden gezielt Reize ausgeübt, was sich positiv auf die Behandlung chronischer Erkrankungen und bei chronischen Verkrampfungen des Muskelgewebes auswirkt.

Die Stimulation der Nerven ist ein weiterer Effekt, der je nach Pol-Ausrichtung den Muskeltonus erhöhen oder senken kann, was die Beweglichkeit steigert und chronische Schmerzen bessert. In der Alternativmedizin hat sich die nicht-invasive Magnetfeldtherapie einen Namen gemacht, die bei Erkrankungen des Bewegungsapparates, der Wirbelsäule und bei Migräne ihren Einsatz findet.

Ernährung und Schwindel

Ernährung ist ein Thema, welches bei der Behandlung von Schwindel allzu oft vernachlässigt wird. Dabei bietet eine Umstellung der Ernährungsgewohnheiten zusammen mit anderen Behandlungsmöglichkeiten oft eine interessante und zudem einfache Option. Denn bestimmte Lebensmittel können sich positiv als auch negativ auf das Krankheitsgeschehen auswirken. Während sich beispielsweise nährstoffarme und sehr zuckerhaltige Lebensmittel ungünstig auswirken, kann die Gesundheit mit diversen anderen positiv beeinflusst werden. Im Folgenden werden einige wichtige Aspekte beleuchtet und die geläufigsten Lebensmittel erläutert, die in Verbindung mit Schwindel stehen. Manchmal kann es ausreichen, schon durch die Reduzierung nur eines einzigen Lebensmittels die Symptome zu lindern.

Allerdings ist das Thema Ernährung sehr komplex, sodass es nicht für jeden umsetzbar ist, sich in Eigenregie damit auseinanderzusetzen. Besonders diejenigen, die sich zuvor noch nie mit Ernährungsthemen beschäftigt haben, fühlen sich leicht überfordert und frustriert. Hier können das Hinzuziehen weiterer Literatur und gegebenenfalls auch eine professionelle Ernährungsberatung sinnvoll sein.

Lebensmittel mit negativem Einfluss auf Schwindel

Salz

Wenn es ein besonders relevantes Lebensmittel in Zusammenhang mit Schwindel gibt, dann ist es zweifelsohne das Salz. Einige Therapeuten sehen in Salz gar eine Schlüsselrolle, wenn es um das Auftreten, aber auch um die Beseitigung von Schwindel geht. So kann allein schon die Reduzierung des täglichen Salzkonsums eine Linderung ermöglichen. Dies wird darauf zurückgeführt, dass Salz zu einer Dehydratisierung führen kann, indem überschüssiges Salz größere Mengen Wasser benötigt. Empfehlungen gehen davon aus, dass 100 g Lebensmittel eine maximale Menge von 120 mg Salz aufweisen sollten. Hier ist zu beachten, dass man häufig gar nicht weiß, wo Salz tatsächlich überall vorkommt. So enthalten viele Fertigprodukte große Salzmengen, die die tägliche Gesamtmenge leicht nach oben schnellen lassen. Schätzungen gehen davon aus, dass bis zu ¾ der täglich aufgenommenen Salzmenge durch Fertigprodukte erfolgt. Eine salzarme Ernährungsgrundlage besteht aus frischem Obst und Gemüse sowie frischen und selbst zubereiteten Gerichten aus Fleisch, Geflügel und Fisch. Anstatt Salz sollten frische Kräuter und Gewürze verwendet werden. Bevor eine salzreduzierte Ernährungsweise erfolgt, sollte man mit dem behandelnden Arzt sprechen. Das gilt besonders dann, wenn man beispielsweise entwässernde Medikamente einnimmt.

Alkohol

Alkohol führt zu Schwindel und kann bereits bestehenden Schwindel verschlimmern. Die Ursachen hierfür sind unterschiedlich, denn Alkohol wirkt mit verschiedenen Effekten auf das Gleichgewicht. Am häufigsten entsteht alkoholbedingter Schwindel, wenn vorübergehend ein zu hoher Alkoholkonsum erfolgt. Hier spricht man von einer *akuten Störung*. Anders verhält es sich, wenn eine Alkoholabhängigkeit besteht und sich daraus resultierend eine dauerhafte Störung des Gleichgewichts entwickelt, die mit Schwindel und Gangunsicherheiten einhergeht. Dies ist eine der möglichen Langzeitfolgen bei Alkoholmissbrauch, die auf dauerhaften Schädigungen von Nervenbahnen des Gehirns basiert.

Weitaus häufiger, und von den meisten Erwachsenen schon selbst erlebt, ist eine akute Störung des Gleichgewichts aufgrund eines kurzfristigen Alkoholkonsums in zu großen Mengen. Diese Beeinträchtigung kommt zustande, indem die Gleichgewichtsregulation durch den Alkohol vorübergehend gestört ist. Gang-, Stand- und Koordinationsunsicherheiten sind in diesem Fall eine kurz andauernde Episode, die schon wenige Stunden nach Alkoholverzicht von allein zu Ende geht.

Doch warum ist das überhaupt so? Alkohol hat einen großen Einfluss auf den Flüssigkeitshaushalt des Körpers und die Blutgefäße. Dies ist möglich, weil Alkohol leichter als Wasser ist und dadurch das Blut verdünnt. Dadurch kann sich Blut schneller in den Ohren ansammeln als in anderen Körperbereichen. Hier sind die sogenannten Bogengänge von Bedeutung, in denen sich Flüssigkeit befindet, die sich bei Drehbewegungen des Kopfes mitbewegt. Durch diesen Mechanismus werden bestimmte Sinneszellen gereizt und vom Gehirn verarbeitet. Durch Alkohol kommt es jedoch zu einer Veränderung der Flüssigkeit, was bei einer Lageänderung des Kopfes zu veränderten Informationen an das Gehirn führt und letztendlich Schwindel auslöst. Dies geschieht nicht, solange der Kopf aufrecht gehalten wird, sondern erst bei einer Änderung der Körperlage. In der Regel ist dies der Fall bei einem Alkoholaufkommen im Blut von mehr als 30 mg pro 100 ml.

Möglich ist Schwindel auch am Tag nach dem erfolgten erhöhten Alkoholkonsum. Dies wird damit erklärt, dass Alkohol zu einem Verlust von Flüssigkeit geführt hat. Möglich wird dies, indem Alkohol die Ausschüttung eines Hormones hemmt, das dafür sorgt, dass oral aufgenommene Flüssigkeiten im Körperkreislauf verbleiben. Durch diese Hormonblockade kommt es dazu, dass dem Körper mehr Wasser entzogen wird und Flüssigkeitsmangel entstehen kann. Schwindel ist dann eine der häufig auftretenden Folgen am Tag nach einer Zechtour. Diese Art von Schwindel lässt sich zumeist schnell durch eine ausreichende Zufuhr von Wasser und Tee lindern.

Besserung von Schwindel durch Alkohol

Während Alkohol bei vielen Menschen zu Schwindel führen kann, gibt es auch eine kleine Personengruppe, bei der Alkohol zu einer Verbesserung von Schwindel führt. Dies ist der Fall bei einem phobischen Schwankschwindel, der gehäuft in Belastungssituationen vorkommt. Hier kann ein geringer Verzehr von Alkohol zu einer Verbesserung der Schwindelsymptomatik führen.

Koffein

Koffein ist eine pflanzlich vorkommende Substanz, die besonders in Kaffee, Kakao und Teeblättern vorkommt. Koffein begegnet uns weitaus häufiger im Alltag, als uns das meistens bewusst ist. Ein Tässchen Kaffee hier, ein Gläschen Cola da, ein schwarzer Tee und noch ein isotonisches Getränk. Und zum Tagesausklang dann noch ein Täfelchen Schokolade gefällig? Über den ganzen lieben Tag verteilt kommt da so einiges zusammen. Eigentlich ist Koffein ein Aufputschmittel und hat eine anregende Wirkung. Aber es macht auch nervös und unkonzentriert und führt zu einer Verengung der Blutgefäße, was zu Schwindelgefühlen führen kann. Bei Kaffee kommt erschwerend hinzu, dass er harntreibend wirkt und somit den Flüssigkeitshaushalt negativ beeinflusst.

Je mehr Koffein man täglich konsumiert, umso deutlicher zeigen sich all die koffeinbedingten Reaktionen des Körpers. Fast jeder, der regelmäßig Kaffee in größeren Mengen zu sich nimmt, kennt das längst, aber ignoriert es in dem Glauben, nur mithilfe von Kaffee und Co. durch den stressigen Alltag kommen zu können. Wer von Schwindel betroffen ist, sollte seinen täglichen Koffein-Konsum dennoch reduzieren. Allerdings nicht abrupt, sondern schrittweise, da Koffein Entzugserscheinungen auslösen kann, die sich z. B. durch Kopfschmerzen äußern.

Zucker

Wie Salz, so hat auch Zucker die Eigenschaft, den Flüssigkeitshaushalt des Körpers negativ zu beeinflussen. Je höher der tägliche Verzehr an zuckerhaltigen Lebensmitteln ist, umso mehr kommt es zu einer beeinträchtigten Flüssigkeitsversorgung. Warum es nach zuckerhaltigen Lebensmitteln zu Schwindel kommt, kann auch auf eine Infektion mit dem Hefepilz Candida zurückzuführen sein. Lesen sie hierzu unbedingt das Kapitel „Schwindel durch Candida".

Lebensmittel mit positivem Einfluss auf Schwindel

Ingwer

Ingwer wird seit jeher in der asiatischen Küche und bei der Behandlung verschiedener gesundheitlicher Probleme verwendet. Insbesondere kommt Ingwer bei Verdauungsproblemen zum Einsatz, aber auch bei Schwindel kann er zur Linderung beitragen. Aus Studien weiß man, dass Ingwer sogar effektiver gegen Schwindel wirken kann als so manches apothekenpflichtige Mittel. Die vielfältigen gesundheitsfördernden Eigenschaften des Ingwers werden auf die harzigen Inhaltsstoffe und ätherischen Öle zurückgeführt. Besonders dem Gingerol werden wertvolle Wirkungen nachgesagt, von dem man weiß, dass es in der Lage ist, Blut zu verdünnen. Es ist denkbar, dass dieser Mechanismus auch dafür verantwortlich ist, dass sich Ingwer bei Schwindel nützlich zeigt. Desweiteren sorgt Ingwer für eine verbesserte Durchblutung des Körpers, was ebenfalls zur Linderung von Schwindel beiträgt. Frischer Ingwer kann gekaut oder als Tee zubereitet werden. Da Ingwer die Wirksamkeit bestimmter Medikamente (z. B. Blutdruckmedikamente, Diabetes-Medikamente) beeinflussen kann, sollten Sie ggf. mit Ihrem behandelnden Arzt Rücksprache halten.

Obst und Gemüse

Bei einer akuten Schwindelattacke gibt es fast nichts besseres, als frisches Obst und Gemüse zu verzehren. Aufgrund des hohen Wassergehalts und der wertvollen Nährstoffe wie Vitamine und Kalium gelingt es hiermit häufig sehr zügig, den Schwindel zu lindern. Besonders zu empfehlen sind Spinat, Möhren und Gurken aufgrund des hohen Gehaltes an Vitaminen, Kalium und Eisen. Hilfreich sind auch Äpfel, Pfirsiche und Bananen, allerdings nur dann, wenn der Schwindel nicht in Verbindung mit Candida-Hefepilzen steht.

Vitamin C

Dass sich Vitamin C günstig bei Personen mit Schwindel auswirkt, wurde schon vor ca. 15 Jahren in einer Studie durch die Hiroshima University School of Medicine in Japan gezeigt. Demnach profitierten Testpersonen mit Morbus Menière, die täglich 600 mg Vitamin in Kombination mit 300 mg Glutathion erhielten. Die Tests erfolgten über einen Zeitraum von 8 Wochen und fast alle Teilnehmer berichteten von Verbesserung des Schwindels. Da der menschliche Körper nicht in der Lage ist, Vitamin C zu speichern, ist er auf eine regelmäßige Zufuhr von außen angewiesen. Neben der Einnahme entsprechender Nahrungsergänzungsmittel bietet sich auch eine vitaminhaltige Ernährung an. Über besonders viel Vitamin C verfügen Petersilie, Brokkoli, Erdbeeren, Tomaten, Himbeeren und Zitrusfrüchte.

Vitamin B6

Auch Vitamin B6 kann sich sehr günstig auf Schwindel auswirken. Grundsätzlich ist Vitamin B6 für den menschlichen Körper unverzichtbar, denn ohne dieses wichtige Vitamin können wichtige Stoffwechselprozesse nicht optimal funktionieren. Besonders betrifft dies das Nervensystem und den Protein- und Eiweißstoffwechsel. Bei Personen mit Schwindelgefühlen soll sich die Verabreichung von Vitamin B6 besonders dann positiv auswirken, wenn die Ursache auf bestimmte Medikamente zurückzuführen ist oder Beeinträchtigungen des Nervensystems vorliegen. Neben der Verabreichung von entsprechenden Vitaminpräparaten kann die Versorgung mit Vitamin B6 auch durch den Verzehr von bestimmten Lebensmitteln erfolgen wie durch Walnüsse, Mandeln, Cashewnüsse, Avocados, Bananen, Thunfisch, Leber und Bohnen.

Phytöstrogenhaltige Lebensmittel bei Schwindel durch Wechseljahre

Wenn der Schwindel aufgrund wechseljahresbedingter Hormonschwankungen entsteht, kann dieser nicht nur durch eine nährstoffhaltige Ernährung gelindert werden, die auf viel Obst und Gemüse basiert, sondern auch mithilfe von Phytoöstrogenen. Diese wirken ähnlich wie Östrogene und sind unter anderem in Granatapfel, Tofu, Soja und Miso enthalten. Je nach Hormonstatus können auch progesteronhaltige Pflanzen in Betracht kommen. Hierzu gehören unter anderem die Yamswurzel, Honigklee, Schafgarbe, Beifuß, Bockshornklee und Papayasamen.

Operative Therapiemöglichkeiten

Ob Schwindel durch einen chirurgischen Eingriff beseitigt werden kann, hängt von der Grunderkrankung bzw. der Ursache ab. In den meisten Fällen sind medikamentöse, physiotherapeutische oder physikalische Therapieansätze, auch in Kombination, ausreichend und wirkungsvoll. Es finden sich jedoch Einzelfälle, in denen eine Operation erforderlich bis unumgänglich ist, um auch die Schwindelintensität zu reduzieren oder den Schwindel gänzlich auszuschalten. Nachfolgend werden die Operationsmöglichkeiten anhand der Grundkrankheit und dem damit verbundenen Schwindel erläutert.

Operative Maßnahmen bei Schwindel durch Akustikusneurinom

Ein Akustikusneurinom ist ein gutartiger Tumor, der auch als *Schwannom, Neurofibron* oder *Neurilemmom* bezeichnet wird. Die Mehrzahl dieser Geschwülste geht direkt vom Gleichgewichtsnerv aus, d. h. der Tumor befindet sich zwischen Innenohr und Gehirn. Wenn der Tumor derartig gewachsen ist, dass er auf die Hirnstrukturen drückt, muss er operativ beseitigt werden. Das erledigen HNO-Ärzte und Neurologen. Der gutartige Tumor wächst nur langsam über Jahre hinweg, weshalb es dauert, bis zwingend eine OP durchgeführt werden muss. Dennoch kann er im kleinen Stadium nahezu gefahrlos entfernt werden, was auch getan werden sollte. Allerdings ist das Auffinden im kleinen Stadium meist sehr schwer und die Geschwulst bleibt lange unentdeckt.

Operative Maßnahmen bei Schwindel durch Bogengangsdehiszenz

Als Bogengangsdehiszenz bezeichnet man eine anatomische Veränderung des Gleichgewichtsorgans, die eher selten ist. Sie kann durch Unfälle im Kindesalter entstehen und geht mit einer Knochenbildungsstörung einher, der obere Bogengang wird nicht richtig abgedeckt. Im Erwachsenenalter ändert sich der Druck im Kopf und die Hirnhäute können sich verschieben, was eine nicht beabsichtigte Verbindung von Innenohr und Gehirn herstellt. Folge dieser Erkrankung ist die veränderte und sehr laute Wahrnehmung von Tönen, die zu Schwindel, Sturzattacken und Ohnmachtsanfällen führen kann.

Schlägt die vorrangig medikamentöse Therapie in Verbindung mit Gleichgewichtsübungen nicht an, kommt der operative Verschluss des oberen Bogenganges in Frage.

Operative Maßnahmen bei Schwindel durch Morbus Menière

Lassen sich die Schwindelanfälle trotz medikamentöser Behandlung und ggf. weiterer Maßnahmen nicht verringern oder beseitigen, so findet sich bei der Menièrschen Krankheit ein Stufenplan an operativen Möglichkeiten, die auch vom Stadium der Erkrankung und der Häufigkeit der Schwindelanfälle abhängig gemacht werden.

So kann im ersten Schritt ein Paukenröhrchen in das Trommelfell eingesetzt werden, um die Gleichgewichtsstörungen dauerhaft zu beheben. Dies ist ein minimal-invasive Eingriff, der unter örtlicher Betäubung durchgeführt wird. Eine nächste Option ist die Labyrinthanästhesie, bei der ein Schnitt im Trommelfell vorgenommen wird, um ein Betäubungsmittel einzubringen. Das Mittel breitet sich ins Gleichgewichtsorgan aus und betäubt den verwirrten Sinn. So können Schwindelanfälle deutlich reduziert oder jahrelang ausgeschaltet werden. Dieses Verfahren ist auch wiederholbar. Direkt nach der Behandlung kann Schwindel auftreten. Langfristig wird keine Gefahr für das Hörvermögen angenommen, jedoch sind Hörschäden niemals ganz auszuschließen.

Mit der Tenotomie zeigt sich eine anschließende operative Methode, die ambulant mit örtlicher Betäubung durchgeführt werden kann. Dabei wird das Trommelfell vorgeklappt und die Mittelohrmuskeln durchtrennt. Das bewirkt eine Druckminderung im Innenohr. Die Wirksamkeit dieser Methode soll sehr hoch sein, insgesamt gilt diese Operation als sehr sicher. Mit der *Saccotomie* findet sich eine der ältesten Operationsmaßnahmen von Morbus Menière. Hier wird das Wasserreservat hinter dem Ohr freigelegt, um es von der umgebenden Knochenschale zu befreien, damit es sich bei Druckerhöhungen im Innenohr ausdehnen kann, was dann Schwindelanfälle verhindert.

Bleiben die bisherigen operativen Maßnahmen ohne Erfolg, kann die *Gentamycinbehandlung* in Betracht gezogen werden, die jedoch wegen der Gefahr einer Schädigung von Hör- und Gleichgewichtsorgan sehr gut abgewogen werden muss. Gentamycin ist ein Antibiotikum, das auf das Innenohr toxisch wirkt. Dadurch soll die Überaktivität der Gleichgewichtszellen auf ein Level verringert werden, welches keine Schwindelanfälle mehr auslöst.

Als Nebenwirkungen dieses operativen Eingriffs können die Hörsinneszellen geschädigt werden, auch ist der Totalausfall des Gleichgewichtsorgans möglich, was wiederum behandlungsbedürftigen Schwindel verursacht. Der Eingriff an sich ist nicht komplex. Über ein Paukenröhrchen, das meist schon liegt oder einen Katheter, wird das Medikament in das Mittelohr in abgestimmter Dosierung eingebracht. Eine letzte Option im operativen Stufenplan ist die Durchtrennung der Gleichgewichtsnerven. Als Komplikationen, die auftreten können, werden die Ertaubung des Ohres und Verletzung der Gesichtsnerven genannt.

Operative Maßnahmen bei Schwindel durch Perilymphfistel

Eine *Perilymphfistel* kann nach einem Trauma entstehen und verursacht gerade bei ruckartigen Kopfbewegen oder beim Heben Schwindel. Daher sind Bettruhe und die Vermeidung der genannten Aktivitäten die erste Methode der Wahl, um dem Schwindel vorzubeugen.

Tritt dennoch Schwindel während und nach der Ruhephase auf, sollte durch eine Untersuchung abgeklärt werden, ob eine Operation sinnvoll ist. Die Fistel wird dabei durch Gewebe verschlossen. Während sich auf das Hörvermögen keine unangenehmen Folgen zeigen, ist jedoch eine eingeschränkte körperliche Belastbarkeit nicht auszuschließen.

Operative Maßnahmen bei Schwindel durch Vestibularisparoxysmie

Eine elektrische Instabilität des Gleichgewichtsnervs löst hier vermutlich Schwindelanfälle aus. Wenn die medikamentöse Behandlung mit Antikonvulsiva keinen Erfolg bringt, kann ein neurochirurgischer Eingriff erfolgen, bei dem der Kontakt zwischen Gleichgewichtsnerv und Arterien unterbrochen wird.

Mit veränderten Lebensgewohnheiten den Schwindel lindern

Durch Änderungen bestimmter Lebensgewohnheiten lässt sich oftmals erstaunlich wirksam und nachhaltig Schwindel reduzieren. Wenn sich der Schwindel sehr hartnäckig und stets wiederkehrend zeigt, und sich diverse Behandlungsversuche ergebnislos erweisen, dann ist es häufig unvermeidbar, die Lebensgewohnheiten im Alltag zu verändern.

Denn was nützt es, wenn man auf der einen Seite sämtliche Anstrengungen unternimmt, Medikamente in großen Mengen einwirft, sich von einem Arzt zum nächsten schleppt und auf der anderen Seite Dinge betreibt, die jeglicher Gesundung im Wege stehen? Ja, es ist meist einfacher, etwas mit sich machen zu lassen und eher die passive Position als die aktive einzunehmen. Es ist immer der schwierigere Weg, sich selbst aktiv zu bewegen und liebgewonnene Gewohnheiten abzustreifen. Besonders was den kulinarischen Genuss betrifft, ist eine Umstellung für die meisten Menschen eine große Herausforderung. Die folgenden Ausführungen geben Ihnen Anregungen zu den wichtigsten Gewohnheiten, die einen Einfluss auf Schwindel haben können.

Vermeidung von Genussmitteln

Durch bestimmte Substanzen kann die Blutzufuhr zum Gehirn ungünstig beeinflusst werden. Dies führt dazu, dass Blutgefäße verstopfen und Nerven anschwellen, infolgedessen es zu einer Verstärkung des Schwindels kommen kann. Substanzen, die dies ermöglichen, sind insbesondere Koffein, Alkohol, Drogen, Schokolade und bestimmte Medikamente.

Ernährung

Wenn es um Lebensgewohnheiten geht, mit denen man Schwindel besonders intensiv selbst beeinflussen kann, dann steht die Ernährung ganz oben. Lesen Sie hierzu das Kapitel „Ernährung und Schwindel".

Bewegung

Bewegung in Verbindung mit Schwindel klingt im ersten Moment eher kontraproduktiv, denn je nach Bewegungsart kann eine auftretende Schwindelattacke unerwünschte Folgen auslösen. Insofern muss hinsichtlich Sport und Bewegung immer der Einzelfall betrachtet und der Arzt befragt werden. Nordic Walking, Walking, Gymnastik, Balance-Übungen und moderates Krafttraining gehören hier zu den bevorzugten Bewegungsarten. Je nach Tagesverfassung sollten die Trainingseinheiten angepasst werden, an schlechteren Tagen lässt man bestimmte Übungen aus.

Wem diese Sportarten zu anstrengend sind, kann stattdessen spazieren gehen. Es ist eine gute Möglichkeit, das Gleichgewicht zu trainieren. Es empfiehlt sich ein täglicher Spaziergang von 30 Minuten, um einen gesundheitlichen Nutzen zu erreichen. Spazierengehen ist nicht nur sehr einfach umzusetzen, sondern man kann selbst bestimmen, wie weit und schnell man gehen möchte. Zudem kostet diese Bewegungsart nichts! Grundsätzlich sorgt jede regelmäßige und moderate Bewegung immer für eine Stärkung der gesamten gesundheitlichen Situation und des Wohlbefindens, die Durchblutung wird verbessert. Empfehlungen gehen davon aus, dass wöchentlich mindestens 2,5 Stunden körperliche Bewegung erfolgen sollte.

Schlafen

Erholsamer Schlaf ist für die Gesundheit eines Menschen so wichtig wie das tägliche Essen und Trinken. Jeder hat es schon erlebt – nach einer schlecht geschlafenen Nacht ist der nächste Tag selten von großer Freude. Auch auf Schwindel hat Schlaf einen gravierenden Einfluss, und zwar im Positiven wie im Negativen. Bei zu wenig oder nicht erholsamem Schlaf kann sich Schwindel verstärken.

Um das zu verhindern, sollte man eine gewisse Schlafhygiene praktizieren, deren Grundlage es ist, abends zur gleichen Zeit schlafen zu gehen und morgens zur gleichen Zeit aufzustehen. Im Durchschnitt benötigt ein Erwachsener sieben bis neun Stunden Schlaf. Es gibt aber auch Abweichungen nach oben und unten.

Stress

Jeder Mensch erlebt in der heutigen Zeit stressige Phasen. Eine chronische Erkrankung führt fast immer dazu, dass man mit Stress weniger gut umgehen kann und sich schneller überfordert fühlt. Emotionaler und körperlicher Stress kann gleichermaßen Schwindel verstärken oder auslösen. Es ist daher wichtig, Stress möglichst zu reduzieren. Damit dies gelingt, ist eine Erkennung der auslösenden Verhaltensmuster nötig, die zu Stress beitragen. Desweiteren sollte man Entspannungstechniken anwenden, um Stress abzubauen.

Selbsthilfe Zuhause

Durch regelmäßige Übungen und Entspannung kann das Gleichgewicht wirkungsvoll trainiert und unterstützt werden. Im Folgenden finden Sie einige Anleitungen dazu. Da Schwindel nicht immer harmlos ist, sondern eine Begleiterscheinung einer gefährlichen Erkrankung sein kann, sollten Sie stets auch mit Ihrem Arzt sprechen.

- Legen Sie sich mit den Beinen nach oben bequem hin und versuchen Sie, ruhig und tief zu atmen.
- Trinken Sie regelmäßig über den ganzen Tag verteilt 2 bis 3 Liter Wasser, denn Dehydrierung kann den Schwindel und die Benommenheit verstärken.
- Essen Sie regelmäßige Mahlzeiten.
- Lassen Sie sich von Ihrem Hausarzt bei sich zu Hause beraten, wie Sie Ihr Wohnumfeld passend für eine chronisch schwindelige Person einrichten können. Da viele ältere Personen ebenfalls sturzgefährdet sind, kennen sich auch Seniorenberater häufig sehr gut aus, wenn es um ein adäquates Wohnumfeld geht.

- Richten Sie Ihr Wohnumfeld so ein, dass es für eine chronisch schwindelige Person sicherer wird. Das bedeutet, Stolperfallen in Form von Teppichkanten, Elektrokabeln, Tisch- und Stuhlbeinen zu vermeiden. Aber auch zusätzliche Griffe wie z. B. an Treppenstufen und Hauseingängen können zur Sturzprophylaxe beitragen. Außerdem sollten Sie für eine gute Beleuchtung sorgen, die auch nachts einen sicheren Gang zur Toilette ermöglicht. Da das Badezimmer besonders voller Stolperfallen steckt, sorgen Sie hier für zusätzliche Griffe und rutschfeste Matten auf dem Fußboden, sowie in der Dusche und Badewanne.
- Stehen Sie nur langsam von Ihrem Stuhl auf, und halten Sie sich dabei an einem feststehenden Möbelstück fest wie z. B. dem Tisch.
- Bei immer wiederkehrenden Schwindelanfällen ist es äußerst risikoreich, mit dem Auto zu fahren. Sie gefährden dadurch sich selbst und andere. Nehmen Sie statt des eigenen Autos lieber öffentliche Verkehrsmittel oder bitten Sie ein Familienmitglied, Sie zu fahren.
- Vermeiden Sie das Arbeiten an schweren Maschinen, um Unfälle aufgrund Ihrer Schwindelattacken zu verhindern. Gegebenenfalls ist an dieser Stelle ein offenes Gespräch mit Ihrem Arbeitgeber erforderlich.
- Wenn Sie sich schwindelig fühlen, setzen oder legen Sie sich sofort hin.
- Reduzieren oder meiden Sie koffeinhaltige Getränke und Zigaretten. Denken Sie daran, dass es außer Kaffee auch noch weitere koffeinhaltige Getränke und Lebensmittel gibt wie u. a. grüner Tee, schwarzer Tee, Energy Drinks und Schokolade. Durch einen übermäßigen Konsum dieser Substanzen kann es zu einer Verschlechterung Ihrer Symptome kommen.
- Nehmen Sie beim Spaziergang vorsichtshalber eine Gehhilfe mit. Abhängig von Ihrem gesamten gesundheitlichen Zustand kann ein einfacher Spazierstock ausreichen, aber bei fortgeschrittener Gangunsicherheit sollte man nicht aus falscher Eitelkeit heraus auf einen Rollator verzichten. Denn das Gipsbein haben anschließend Sie und nicht Ihr Nachbar!

Erste Hilfe bei Schwindel

Es kann jeden von uns und überall treffen. Die einen wissen, dass sie mit Schwindel zu tun haben, die anderen überrascht eine bisher nie dagewesene Schwindelattacke aus heiterem Himmel. Ob der Schwindel nun bekannt oder völlig neu ist, ändert meist jedoch nichts daran, dass sich der Betroffene mit einem Mal hilflos fühlt, die Orientierung verlieren kann und in ihm Angst und Panik aufsteigen. Gut zu wissen, wie dann erste Hilfe in solch einem Fall aussieht und was man selbst oder auch andere tun können. Die nachfolgenden Maßnahmen können zur ersten Beruhigung und Linderung der Symptome beitragen.

Atmen und frische Luft schnappen

Wenn sich der Schwindel mit Übelkeit und Sehstörungen, als Drehschwindel und mit der Unfähigkeit sich zu bewegen bemerkbar macht, ist das ruhige und gezielte Durchatmen eine wichtige Maßnahme. Dabei sollte mehrmals tief durch die Nase ein- und durch den Mund wieder ausgeatmet werden.

Selbstberuhigende Sätze wie „ Alles ist gut, ich atme nun" haben schon vielen in diesen Momenten geholfen, da der Fokus weg von Angst und Panik gelenkt wird.

Beengte Kleidung sollte nach Möglichkeit geöffnet oder entfernt werden, sobald es etwas besser geht. Sobald Sie langsam aufstehen können, öffnen Sie das Fenster und atmen mehrmals tief ein.

Halt suchen, hinsetzen, wenn möglich hinlegen und Beine hoch

Das erste, was der Mensch intuitiv tut, wenn er den Boden unter den Füßen verliert, ist Halt und Stütze suchen. Das ist auch bei einem akuten Schwindelanfall die richtige Maßnahme. Ob es eine Wand ist, an der Sie sich anlehnen oder innehalten oder der Fußboden/Straßenboden, auf den Sie sich langsam gleiten lassen, ist dabei nebensächlich. Wenn Sie bereits auf einem Stuhl oder der Couch sitzen, sollten Sie sich langsam flach hinlegen und sobald es möglich ist, die Beine durch ein Kissen etwas hochlagern.

Können Sie sich weder anlehnen, noch abstützen, hinsetzen oder hinlegen und die Beine hochlagern, dann überkreuzen Sie die Beine im Stehen, legen Sie die Handinnenflächen gegeneinander und verhaken Sie die Finger ineinander. Versuchen Sie nun die Finger langsam wieder auseinanderzuziehen. So wird Körperspannung aufgebaut, der Blutdruck steigt wieder an, die Schwindelsymptome bessern sich.

Mit den Augen einen bestimmten Punkt fixieren

Eine Ablenkung von der bedrohlich erscheinenden Situation lässt sich auch mit der Fixierung des Blickes auf einen bestimmten Punkt im Raum oder in der Ferne realisieren. Die Konzentration, die Sie zweifelsohne dafür aufbringen müssen, lohnt sich oftmals, um einen stabilisierenden Moment zu erreichen.

Flüssigkeit zuführen und ggf. minimal Nahrung aufnehmen

Sobald Sie wieder aufstehen oder gehen können, sollten Sie sich ein Glas Wasser holen und in kleinen Schlucken Flüssigkeit aufnehmen. Das bringt den Kreislauf wieder in Schwung und nimmt zudem ebenfalls ein Stück weit Angst. Wenn es möglich ist und der Schwindel nicht von einem Brechgefühl begleitet wird, essen Sie ein kleines Stück Brot oder etwas Süßes. Kauen Sie langsam und bewusst.

Schwindel-Medikament in Reichweite haben

Wer öfter unter plötzlich auftretendem Schwindel als Begleiterscheinung von Herz-Kreislauf-Erkrankungen leidet, erhält oftmals für akute Anfälle ein Medikament gegen Schwindel (z. B. Arlevert). Hier können Sie ein Blisterstück mit den noch verpackten Tabletten zurechtschneiden (2 bis 4 Tabletten) und dieses in Ihrer Kleidungstasche griffbereit verstauen.

Punktuelle Fingermassage

Greifen Sie mit Zeigefinger und Daumen der rechten Hand, die Fläche zwischen Daumen und Zeigefinger der linken Hand und massieren Sie diese mit kreisenden Bewegungen ca. 5 Minuten lang sanft und konzentriert. Dadurch werden Nervenbahnen im Gehirn angeregt und der Schwindel bessert sich.

Arzt oder Notruf kontaktieren

Wenn sich zwar der erste schlimme Schwindel gelegt hat, Sie sich aber dennoch nicht richtig wohl oder benommen fühlen, ihre Sehfunktion weiterhin eingeschränkt ist oder sonstige Probleme bestehen, warten Sie nicht ab, sondern rufen Sie Arzt, Krankenhaus oder Notruf an, um sich selbst keiner Gefahr auszusetzen, gerade, wenn Sie alleine sind.

Richtiges Handeln, wenn einem anderen Menschen schwindelig wird

All die oben genannten Erste-Hilfe-Maßnahmen sind auch dann richtig, wenn Sie dabei sind, wenn ein anderer Mensch einen Schwindelanfall hat. Bei nahen Angehörigen, dem Lebenspartner oder dem eigenen Kind gerät der Nicht-Betroffene leicht selbst in Panik, aus Angst, es könnte etwas Gefährliches sein. Damit ist dem, der gerade unter einem Schwindelanfall leidet, aber nicht geholfen. Daher sollten Sie ebenfalls ruhig bleiben und mit dem Betroffenen mit fester sanfter Stimme sprechen und versuchen, ihn zu beruhigen. Wenn Sie der anderen Person Sicherheit vermitteln, nehmen Sie damit ein großes Stück Angst.

Je nachdem, wo Sie sich gerade aufhalten, können Sie wichtige Parameter wie Puls und Blutdruck überprüfen. Ist ein Blutruckmessgerät vorhanden, gibt eine Messung Aufschluss über einen zu niedrigen oder erhöhten Blutdruck. Oder Sie fühlen den Puls und zählen die Schläge pro Minute. Bei einer Anzahl von 60 bis 100 Pulsschlägen in der Minute liegt alles noch im grünen Bereich. Starke Abweichungen fordern schnell nach einem Arzt.

Geht der Schwindelanfall mit starkem Erbrechen oder Ohnmacht einher, ist sofort der Notarzt zu rufen. Auch wenn die Attacke nach etwa 5 Minuten immer noch in unveränderter Stärke anhält, sollte professionelle Hilfe geordert werden. Wenn Sie im Auto mit einer Person, der plötzlich schwindelig wird, unterwegs sind, halten Sie an der nächstmöglichen Stelle an, denn die Fahrbewegungen können Schwindelattacken noch verstärken.

In der Bahn, wo ein Haltestopp außer der Reihe nicht ohne weiteres möglich ist, können Sie die Person vorsichtig umfassen, um ihr ein Gefühl der Stabilität zu vermitteln.

Bei diesem Schwindel zum Arzt oder Notarzt

Bei akutem Schwindel, der auf eine ernste Erkrankung hinweist, rufen Sie sofort einen Arzt. Dies ist besonders in den folgenden Situationen dringend erforderlich:

- bei sehr schwerem Schwindel
- wenn der Schwindel ohne eine erkennbare Ursache auftritt
- wenn sich der bereits bestehende Schwindel verschlimmert
- wenn sich der bekannte Schwindel in seiner Ausprägung verändert
- bei einem sehr steifen Nacken
- bei Fieber
- bei einem Taubheitsgefühl oder Kribbeln
- bei Hörverlust
- bei verschwommener Sicht
- bei plötzlich auftretenden Sprachschwierigkeiten und Wortfindungsstörungen
- wenn der Schwindel auftritt, nachdem Sie eine neue Medikation erhalten haben oder die Dosierung verändert wurde
- Da Schwindel der einzige Hinweis auf einen Schlaganfall oder Herzinfarkt sein kann, kontaktieren Sie besonders bei Schmerzen in der Brust oder bei einer Verlangsamung des Herzschlags zügig einen Krankenwagen.
- Wenn der Schwindel in Verbindung mit Bewusstlosigkeit auftritt, sollten Sie ebenfalls den Notarzt rufen.

Schwindel und soziale Konsequenzen

Dass Schwindel nicht nur zu körperlichen Beeinträchtigungen führt, sondern in mehrfacher Hinsicht auch auf sozialer Ebene Konsequenzen mit sich bringt, wird oftmals nicht berücksichtigt. Infolgedessen stehen der Betroffene und seine Familie mit diesen Problemen ziemlich allein da.

Beschämend sind besonders Situationen, wenn Außenstehende irrtümlich denken und anprangern, dass man betrunken sei, weil man sich durch einen unsicheren Gang fortbewegt oder sich der Kopf in ungewöhnliche Haltungen begibt. Von fremden Menschen in so einer Verfassung diffamiert zu werden, ist für niemanden angenehm. Wer schon einmal derartige Erfahrungen gemacht hat, wird unsicher und zieht seine Konsequenzen, indem er sich im Laufe der Zeit zunehmend in seine vier Wände zurückzieht und Kontakte zur Außenwelt immer mehr meidet. Aber nicht nur soziale Probleme mit Außenstehenden können eine große Herausforderung werden, sondern auch der Umgang mit Freunden. Auch für sie ist die Situation eine andere, sie müssen sich gegebenenfalls auf Persönlichkeitsveränderungen einstellen. Nicht jeder ist dazu bereit oder ist dem gewachsen.

Wenn zusätzlich Beeinträchtigungen des Hörvermögens und /oder Tinnitus auftreten, erschwert dies die sozialen Kontakte. Lärmintensive Umgebungen wie Kneipen, Restaurants, Bahnhöfe, Busse und Supermärkte sowie größere Menschenmengen werden möglichst gemieden, sodass ein weiterer sozialer Rückzug erfolgt. Allerdings beschränken sich die krankheitsbedingten sozialen Folgen nicht nur auf Freunde und Arbeitskollegen, sondern betreffen in besonderem Maße die Familie. Beziehungen werden durch einen chronischen Schwindel auf die Probe gestellt.

Sei es, dass das Wohnumfeld barrierefrei und frei von Stolperkanten hergerichtet werden muss oder geplante Vorhaben plötzlich abgesagt werden, weil der Schwindel diese von jetzt auf gleich unmöglich macht. Denn Schwindel nimmt keine Rücksicht darauf, ob die Sonne scheint, ein Ausflug ansteht oder eine Geburtstagsfeier angesagt ist. All das sind unmittelbare Folgen des chronischen Schwindels, die sich direkt im Alltag zeigen und diesen beeinträchtigen. Wie all die Herausforderungen gemeistert werden können, hängt von den jeweiligen individuellen Situationen ab, denn dazu gibt es leider kein Patentrezept. Fast immer jedoch ist es ein guter Ratschlag, das Schwindelproblem nicht für sich zu behalten, sondern das soziale Umfeld darüber zu informieren. Nur dann wird es überhaupt möglich, Unterstützung und Verständnis zu erhalten. Unverzichtbar ist die Offenheit gegenüber den engsten Familienangehörigen, die tagtäglich mit dem Krankheitsbild konfrontiert werden. Sie müssen einerseits die Auswirkungen des Schwindels verstehen, andererseits aber auch wissen, in welchen Bereichen Unterstützung angesagt ist. Besonders wichtig ist hier das Thema Notfall. Denn die Familienangehörigen sind meistens die ersten, die handeln müssen, wenn eine plötzliche Schwindelattacke auftritt.

Sicherheitsaspekte und Sturzprophylaxe

Je stärker die Schwindelattacken ausgeprägt sind, je größer das Sturzrisiko ist, und je fortgeschrittener das Alter, umso wichtiger ist es, das Wohnumfeld mit entsprechenden Vorkehrungen zu versehen. Dies sollte auch insbesondere dann erfolgen, wenn die Schwindelattacken nicht in den Griff zu bekommen sind oder die Aussichten auf eine Besserung aus medizinischer Sicht nicht vielversprechend klingen. Durch gewisse Sicherheitsaspekte im eigenen Wohnumfeld können die Folgen des Hinfallens deutlich reduziert werden, denn die meisten Stürze passieren in den eigenen vier Wänden. Ja, es mag paradox klingen, aber ausgerechnet im eigenen Zuhause, wo man sich eigentlich am wohlsten und sichersten fühlt, lauern tatsächlich die meisten Gefahren.

Hier ist es also besonders wichtig, für Abhilfe zu sorgen und Gefahrenquellen zu reduzieren. Dabei geht es hauptsächlich darum, die Gefahren herauszufinden, die im Falle eines Sturzes zu Verletzungen führen können. Während einige dieser Dinge sehr schnell ersichtlich sind, zeigen sich andere erst im Laufe der Zeit. Denn erst der Alltag bringt oftmals diese Gefahrenquellen zum Vorschein. Häufig ist es auch sinnvoll, diese Aufgabe Außenstehenden zu übertragen, weil man in seinen eigenen vier Wänden häufig „Scheuklappen" trägt und mögliche Gefahren nicht sieht oder nicht sehen will. Letzteres tritt dann oft in Erscheinung, wenn die Beseitigung etwaiger Gefahrenquellen Veränderungen bedeuten, die man gar nicht durchführen möchte. Da bleibt dann manches Mal ein geliebter 30 Jahre alter Teppich liegen, obwohl er ganz offensichtlich an all seinen vier Kanten gefährliche Stolperfallen aufweist. Und auch so manches Elektrokabel oder ein scharfes Metallteil bleibt dann lieber an der alten Stelle, weil ein Verlegen eine zu große Veränderung mit sich bringen würde.

Badezimmer

Das Badezimmer stellt seit jeher eine besondere Gefahrenquelle dar. Wie oft haben Sie schon von Bekannten gehört, dass sie ausgerechnet bei der Körperpflege, sei es in der Badewanne oder unter der Dusche verunglückt sind? Und wie oft sind diese Stürze dann nicht nur mit einer harmlosen Beule am Kopf ausgegangen? Das Risiko, dass ausgerechnet im Badezimmer etwas passiert, ist besonders groß und nimmt mit steigendem Alter stetig zu. Und ausgerechnet hier lauern besonders scharfe Ecken und Kanten, die zu schweren Verletzungen führen können.

Insbesondere die sanitären Anlagen wie Duschwanne, Badewanne, Toilette und Waschbecken mit ihren Armaturen stellen ein großes Gefahrenpotential dar. Somit sollten diese Einrichtungsgegenstände bezüglich scharfer Kanten genauer in Augenschein genommen werden.

Hat man die Möglichkeit, andere Armaturen anzubringen, so sollte man hier möglichst auf Ausführungen achten, die flach an der Wand angebracht werden können. Während des Duschens ist es hilfreich, wenn man die Armaturen und scharfen Kanten mit entsprechendem Schutz umgibt. Der Einfachheit halber kann dies ein großes Handtuch sein. Da die nassen Fliesenböden im Badezimmer immer eine besondere Gefahrenquelle bedeuten, sollte hier auf einen rutschfesten Bodenbelag geachtet werden.

Die Duschabtrennung sollte möglichst aus Sicherheitsglas, Kunststoff oder einem Duschvorhang bestehen und nicht aus einer normalen Glasscheibe, die bei einem Sturz zu schweren Verletzungen und Schnittwunden führen kann. Falls während des Aufenthalts im Badezimmer eine unverhoffte Schwindelattacke auftritt, sind gut erreichbare Haltegriffe Gold wert. Besonders in der Dusche und in der Nähe des Waschbeckens sollten diese gegebenenfalls angebracht werden. Achten Sie bei der Montage jedoch darauf, dass diese Haltegriffe nicht zusätzliche Gefahrenquellen darstellen.

Um auf Nummer sicher zu gehen, ist es am besten, wenn sich eine weitere Person im Badezimmer aufhält. Denn sie kann schnell eingreifen, wenn eine Notsituation eintritt. Damit in einer solchen Situation das Badezimmer gut zugänglich ist, sollte die Badezimmer möglichst nach außen zu öffnen sein. Kommt es nämlich zu einem Sturz, besteht die Gefahr, dass die Tür hierdurch blockiert wird und somit von außen nicht mehr zu öffnen ist.

Küche

Auch die Küche birgt diverse Gefahren, die zu schwerwiegenden Sturzfolgen führen können. Wenn man sich vorstellt, welche nicht gerade ungefährlichen Tätigkeiten man in der Küche verrichtet, dann kann man erahnen, wie groß das Gefahrenpotential hier tatsächlich ist. Sicherlich wird es kaum möglich sein, sich komplett gefahrlos in der Küche aufzuhalten. Aber mit einigen Anpassungen können doch wesentliche Gefahrenpunkte entschärft werden. Neben der Beseitigung oder Entschärfung von scharfen Metallkanten sollte die Aufmerksamkeit insbesondere auf die jeweiligen Küchengeräte gerichtet sein. Denn stellen Sie sich nur mal vor, was alles passieren kann, wenn beispielsweise während des Bügelns oder mit einem Mixer in der Hand eine Schwindelattacke auftritt. Hier ist es sinnvoll, Küchengeräte einzusetzen, die über einen automatischen Ausschaltmechanismus verfügen wie er beispielsweise bei Wasserkochern vorhanden ist.

Treppen

Treppen stellen für Personen mit Schwindelattacken immer eine besondere Gefahrenquelle dar. Denn wenn man auf einer Treppenstufe ins Schwanken kommt und infolgedessen stürzt, dann ist das Verletzungsrisiko besonders groß. Aus diesem Grund sollten alle frei beweglichen Gegenstände wie Blumenvasen oder Dinge, die gerne zur Dekoration auf Treppenstufen oder Podesten deponiert werden, beseitigt werden. Wenn das Treppengeländer aus Metall oder einem anderen sehr harten Material besteht, sollte man dies mit einem weichen Material ummanteln. Wenn die Gangunsicherheit aufgrund des Schwindels sehr stark ausgeprägt ist, ist ein beidseitig angebrachter Handlauf eine große Hilfe.

Am Ende der Treppe sollte ein weicher Teppich ausgelegt werden, damit man bei einem Sturz nicht zu hart aufprallt, wie dies bei Fliesen oder Parkett der Fall ist.

Kopf- und Hüftschutz

Wenn die Schwindelattacken sehr stark ausgeprägt sind, die womöglich durch eine starke Gangunsicherheit begleitet werden, kann es sinnvoll sein, sogenannte Protektoren einzusetzen. Dies sind Hüftprotektoren oder ein Kopfschutz, um die besonders gefährdeten Körperbereiche bei einem Sturz zu schützen. Besonders beim Altersschwindel sind Stürze gefürchtet, bei denen sich die Betroffenen Oberschenkelhalsbrüche zuziehen können. Um dies zu verhindern, können rechtzeitig getragene Hüftpolster Schlimmeres verhindern.

Notruf

Wer häufig unter Schwindelattacken leidet und alleine wohnt, lebt mit der ständigen Angst: Was ist, wenn ich stürze, und niemand bekommt es mit? Diese Angst ist verständlich, aber lässt sich heutzutage durch ein professionelles Notrufsystem deutlich reduzieren. Je nach den persönlichen Bedürfnissen und finanziellen Möglichkeiten gibt es heutzutage eine große Auswahl unterschiedlicher Systeme.

Am sichersten ist die Variante, bei der das Notrufsystem mit einer Notrufzentrale verbunden ist, über die täglich 24 Stunden lang professionelle Hilfe erreichbar ist. Um diese zu bekommen, kann eine einfache Fernbedienung bequem als Halskette oder Armband getragen werden. Bei der Wahl für ein Notrufsystem ist es wichtig, die ganz persönlichen Bedürfnisse zu berücksichtigen.

Hier spielen oftmals auch die finanziellen Aspekte eine nicht unwesentliche Rolle, denn viele Systeme sind mit monatlichen Gebühren verbunden. In Einzelfällen kann auch ein Babyphone mit einer Sprechanlage ausreichend sein, wenn beispielsweise jemand im Haus oder in der unmittelbaren Nachbarschaft wohnt, der eine zuverlässige Hilfe bieten kann.

Folgen und Risiken des Schwindels

Schwindel ist für die Betroffenen nicht nur äußerst unangenehm und lästig, sondern er bringt auch einige nicht unbedenkliche Folgen und Risiken mit sich. Am relevantesten sind die folgenden:

Hinfallen

Die am meisten gefürchtete Gefahr, die durch Schwindel besteht, ist das Hinfallen. Eine Schwindelattacke nimmt nämlich keine Rücksicht darauf, wo man sich gerade befindet oder welche Tätigkeit man verrichtet. Da ist es egal, ob man auf einer Leiter steht, mit dem Bügeleisen hantiert oder sich in der rutschigen Dusche aufhält. Den Schwindel tangiert das nicht, er schlägt zu, wann es ihm passt und das ohne jegliche Vorankündigung. Und genau das macht ihn so gefährlich und zu einer besonderen Gefahr bei möglichen Stürzen.

Denn schließlich macht es doch einen deutlichen Unterschied, ob man auf einen weichen Plüschteppich fällt oder auf eine scharfe Metallkante im Badezimmer. Die Verletzungen, die beim Hinfallen entstehen können, sind sehr vielfältig. Wenn es glimpflich ausgeht, hat man ein paar blaue Flecken. Wenn der Sturz jedoch unglücklicher vonstattengeht, handelt man sich einen komplizierten Knochenbruch oder eine schwerwiegende Kopfverletzung ein.

Um die möglichen Folgen von Stürzen so gering wie möglich zu halten, sollte man bei einem sehr ausgeprägten Schwindel eine entsprechende Sturzprophylaxe einrichten. Lesen Sie hierzu das Kapitel „Sicherheitsaspekte und Sturzprophylaxe".

Sport

Um sich nicht unnötig zu gefährden, sollte das Ausüben von bestimmten Sportarten genau überdacht werden. Bei Sportarten wie Walken, Joggen und Fahrradfahren ist es auf jeden Fall sinnvoll, ein Handy mitzunehmen, damit in Notfällen Hilfe angefordert werden kann.

Übungen gegen Schwindel

im Sitzen:

Übung 1:

Setzen Sie sich auf einen Stuhl und stehen Sie auf. Dann setzen Sie sich wieder. Wiederholen Sie die Übung bis zu 10-mal. Fangen Sie langsam an, später können Sie das Aufstehen und Hinsetzen auch schneller üben. Als Variante mit einem erhöhten Schwierigkeitsgrad stehen Sie vom Stuhl auf, drehen sich einmal um die eigene Achse und setzen sich dann wieder hin. Auch diese Übung wiederholen Sie 10 mal. Einen noch höheren Schwierigkeitsgrad erreichen Sie, wenn Sie sich zwei- oder dreimal um die eigene Achse drehen. Aber hier auf keinen Fall übertreiben!

Übung 2:

- Augenbewegungen (langsam beginnen, dann schneller werden)
- aufwärts und abwärts
- nach rechts und nach links

Dann die Übungsfolge wiederholen und dabei einen Finger des ausgestreckten Armes ansehen.

Übung 3:

- Kopfbewegungen vorwärts und rückwärts
- auf die rechte und linke Schulter
- nach rechts und nach links drehen (langsam beginnen, dann schneller werden)
- 20-mal vorwärts beugen und Gegenstand vom Boden aufheben
- Kopf, Schulter und Rumpf drehen (je 20-mal mit offenen und geschlossenen Augen)

Übung 4:

Setzen Sie sich auf einen Stuhl, und beugen Sie sich langsam mit geradem Rücken und gesenktem Kopf nach vorne, bis der Oberkörper auf dem Schoss liegt. Strecken Sie die Arme nach unten bis auf den Boden, als ob Sie etwas aufheben wollten. Dann richten Sie sich langsam wieder in die Ausgangsposition auf.

Übung 5:

- Aus dem Sitzen aufstehen (je 20-mal mit offenen und geschlossenen Augen).

Übung 6:

Setzen Sie sich auf das Bett oder die Couch. Die Füße haben Bodenkontakt. Legen Sie sich nun aus der sitzenden Position mit dem Oberkörper zunächst nach rechts hin und verweilen Sie einige Sekunden. Dann richten Sie sich wieder auf und legen sich auf die andere Seite und verweilen wieder einige Sekunden. Mehrere Male hintereinander durchführen.

Übungen im Stehen

Übung 1:

Stellen Sie sich neben einen Stuhl und halten Sie sich mit einer Hand fest. Heben Sie das rechte Bein an, und beschreiben Sie mit dem Fuß in der Luft die Zahlen 1 bis 5 nacheinander, dann wechseln Sie die Seite und schreiben mit dem anderen Fuß die Zahlen 5 bis 9 in die Luft. Anschließend versuchen Sie die Übung ohne Festhalten zu wiederholen. Die Schwierigkeit wird erhöht, wenn Sie ein Kissen oder ein zusammengerolltes Handtuch als Standunterlage benutzen.

Übung 2:

- Augenbewegungen (langsam beginnen, dann schneller werden)
- aufwärts und abwärts
- nach rechts und nach links
- Dann die Übungsfolge wiederholen und dabei einen Finger des ausgestreckten Armes ansehen.

Übung 3:

Machen Sie fünf Kniebeugen, die Arme sind dabei nach vorne ausgestreckt. Der Kopf zeigt ebenfalls nach vorne mit Blick geradeaus. Bei der sechsten Kniebeuge strecken Sie das rechte Bein nach hinten im Kniestand von sich, soweit es Ihnen möglich ist. Wiederholen Sie die Übung mit dem linken Bein nach hinten. Anschließend im Wechsel der beiden Beine.

Übung 4:

- Auf einem Fuß stehen (Augen erst offen, dann geschlossen).

Übung 5:

Legen Sie ein zusammengerolltes Handtuch oder ein dickes Kissen vor sich auf den Boden und steigen Sie darauf. Die Arme sind seitlich ausgestreckt, der Kopf zeigt nach vorne, Blick geradeaus. Heben Sie das linke Bein vor sich hoch und versuchen Sie die Position einige Sekunden zu halten. Das gleiche mit dem rechten Bein nach vorne.

Dann heben Sie auf der instabilen Unterlage einmal das linke und das rechte Bein seitlich so hoch wie möglich. Zum Abschluss führen Sie die Übung mit rechtem und linkem Bein nach hinten aus.

Übung 6:

Stellen Sie sich auf, und führen Sie Ihren rechten Zeigefinger zur Nasenspitze, mehrmals hintereinander, mit offenen Augen. Wiederholen Sie die Übung mit dem linken Zeigefinger. Anschließend führen Sie die Übung mit geschlossenen Augen durch.

Übung 7:

Stellen Sie sich aufrecht im Raum hin und fixieren Sie mit den Augen ein Ziel vor sich, z. B. ein Bild, ein Buch im Regal, die Türklinke. Bewegen Sie den Kopf nach vorne bis zum Kinn. Dann langsam zurück in die Ausgangsposition und bis in den Nacken. Dabei behalten Sie jederzeit mit den Augen Ihr Ziel im Blick. Drehen Sie danach den Kopf nach rechts und nach links, wobei Sie weiterhin den Blick auf das Ziel gerichtet halten. Wiederholen Sie die Übung mehrere Male.

Übungen im Gehen

Übung 1:

Legen Sie eine Schnur oder einen Wollfaden als gerade Linie auf dem Boden aus. Stellen Sie sich vor der Linie auf, der Kopf zeigt geradeaus, ebenso wie der Blick. Beginnen Sie nun den Gang auf der Linie, indem Sie einen Fuß vor den anderen setzen. Der Blick bleibt geradeaus. Am Ende angekommen, treten Sie den Rückweg auf der Linie gleichermaßen an. Wiederholen Sie die Übung nach Belieben. Als Variation schließen Sie die Augen beim Gang entlang der Linie.

Übung 2:

Anstelle von Schnur und Wollfaden, legen Sie ein langes zusammengerolltes Handtuch als Linie aus. Dieser instabile Untergrund wird nun die Balance deutlich mehr fordern. Gehen Sie wie ein Seiltänzer auf der Handtuchrolle entlang, erst mit geöffneten, dann mit geschlossenen Augen. Einen weiteren Schwierigkeitsgrad bauen Sie ein, indem Sie während der Balance den Kopf nach rechts und links drehen.

Übung 3:

- Sitzen, Aufstehen, Herumgehen, Hinsetzen, Aufstehen ...

Übung 4:

- Quer durch den Raum gehen (je 10-mal mit offenen und geschlossenen Augen)

Geeignete Bewegungsarten

Qi Gong

Qi Gong ist ein Teil der Traditionellen Chinesischen Medizin (TCM) und heutzutage auch in der westlichen Welt eine beliebte Methode, Körper und Geist in Einklang zu bringen und die Selbstheilungskräfte zu aktivieren. Möglich wird dies durch Bewegungs- und Meditationsübungen. Die TCM geht davon aus, dass der Körper von sogenannten Meridianen durchzogen wird. Durch diese fließt die Lebensenergie Qi, und jeder Meridian ist mit einem Organ oder einer Organgruppe verbunden. Kommt es zu einer Blockade der Meridiane, kann die Lebensenergie nicht mehr störungsfrei fließen. Dies hat zur Folge, dass vielfältige Beeinträchtigungen von Körper und Seele entstehen und körperliche Symptome auftreten.

Qi Gong hat es sich zur Aufgabe gemacht, derartige Meridian-Blockaden zu verhindern, infolgedessen bereits bestehende Erkrankungen positiv beeinflusst werden können. Zudem erfolgt eine Harmonisierung von körperlichen und mentalen Prozessen. Während in früheren Zeiten die Erkenntnisse des Qi Gongs ausschließlich auf Erfahrungen und Beobachtungen basierten, existiert heute ein abgesichertes Wissen in Bezug auf viele verschiedene Krankheitsbilder. Sei es eine Stärkung des Kreislaufs, eine Reduzierung der Stressanfälligkeit, eine Verbesserung der Herzleistung oder die Beseitigung von Verdauungsproblemen. Zudem wird die Muskelkraft gestärkt und die Beweglichkeit gefördert. Damit sich gesundheitsfördernde Effekte zeigen, sind Geduld und tägliches Üben erforderlich. Die Qi Gong-Übungen bestehen aus langsam und fließend durchgeführten gymnastischen Bewegungen und Dehnungen in Kombination mit Entspan-nungs- und Atemtechniken, sowie mit Visualisierung und meditativen Bewe-gungsabläufen. Desweiteren sind Bewegungen möglich, die nur in Gedanken ausgeführt werden. Die Übungen werden in aufrechter Position durchgeführt, aber auch im Sitzen und Liegen. Die Bewegungsabläufe tragen praktische Namen wie „Wolken schieben", „Atem des Universums", „Die acht Brokate" oder „Das Spiel der fünf Tiere". Durch derart plastische Bilder vor Augen wird die Konzentration auf den eigenen Körper (z. B. wie man gerade die Wolken wegschiebt und sich dahinter die strahlende Sonne zeigt), unterstützt.

Die Übungen sind für Menschen jeden Alters möglich, und je nach Ausprägung des Schwindels bieten sich verschiedene und individuell passende Umsetzungen. Auch Menschen, die sich bislang mit Entspannungsübungen schwer getan haben, bietet sich mit Qi Gong eine neue Möglichkeit. Aber auch bei Qi Gong zählt der Spaß an der Freude. Es ist generell nur dann eine Bereicherung, wenn die Übungen mit Leidenschaft erfolgen und nicht mit einem selbst auferlegten Zwang.

Qi Gong-Übungen

Handübungen mit Qi Gong-Kugeln

Übungen mit Qi Gong-Kugeln erfolgen in sitzender Position mit den Händen. Sie sind sehr einfach und auch für Personen geeignet, die aufgrund ihres Schwindels viele andere Bewegungsarten nicht durchführen können. Die Kugeln sollen dazu beitragen, den Gleichgewichtssinn des Körpers wieder herzustellen. Darüber hinaus werden das zentrale Nervensystem aktiviert, die Konzentrationsfähigkeit geschult und die Reflexzonen und Akupunkturpunkte der Hand stimuliert. Die beliebteste Handübung besteht darin, die Kugeln in den Handflächen zu kreisen, und zwar abwechselnd im und gegen den Uhrzeigersinn.

Die Qi Gong-Kugeln sind in asiatischen Geschäften erhältlich, üblicherweise in Zweier-Sets. Sie sind unterschiedlich groß und schwer, sodass sie perfekt auf den Anwender abgestimmt werden können. Je nach Modell gibt es Silber-, Marmor- oder Steinkugeln. Typisch ist ein Hohlraum mit einer zweiten, kleineren Kugel. Durch hier integrierte Klangelemente werden Klänge erzeugt. Am Anfang beginnt man mit Ausprobieren und Experimentieren. Idealerweise nimmt man am Anfang kleine leichte Kugeln, um ein Gespür für die Kugeln zu entwickeln. Für jede Übung sollten mindestens 10 Minuten eingeplant werden. Die maximale Übungszeigt sollte von der persönlichen Belastungsgrenze bestimmt werden.

Damit sich positive Veränderungen auf die Gesundheit einstellen, ist regelmäßiges Üben wichtig.

Gleichgewichtstraining am Meeresboden

Diese Übung erfolgt im Stehen mit geschlossenen Füßen. Der Blick ist geradeaus gerichtet, die Hände liegen seitlich auf den Oberschenkeln. Öffnen Sie einen Schritt nach links, und verlagern Sie dabei das Gewicht auf das rechte Bein. Die linke Fußspitze setzt auf dem Boden auf, während die linke Hand einen Bogen öffnet. Bewegen Sie den Arm nach hinten, und ziehen Sie von dort einen Halbkreisbogen zur Körpermitte, dann weiter zur Fußspitze. Die linke Hand verbleibt auf Hüfthöhe, während die rechte Hand Richtung Boden zeigt. Die Finger zeigen nach vorne, während die Handinnenfläche auf den Boden deutet.
Stellen Sie sich nun vor, wie sich der Boden in einen farbenfrohen Meeresboden verwandelt. Durch das kristallklare Wasser erkennen Sie eine Nadel. Stellen Sie sich vor, wie Sie die Nadel langsam aufheben und sich aufrichten. Wiederholen Sie diese Übung nochmals auf rechts, dann auf der linken Seite.

Entspannungsübung mit imaginärer Kugel

Diese Übung erfolgt in aufrechtem Stand, während die Gedanken auf die Körpermitte gelenkt werden. Hier befindet sich eine Kugel, deren Bewegungen Sie folgen. Nehmen Sie die Atmung bewusst wahr, während Sie spüren, wie die Kugel in die verschiedenen Körperbereiche rollt. Verteilen Sie nun das Gewicht auf die Füße. Lassen Sie die Kugel von der Körpermitte aus über den rechten Oberschenkel in den Fuß schweben.
Von dort aus gleitet sie wieder zurück in die Körpermitte, sodass sich das Gleichgewicht langsam wieder auf beide Füße verlagert. Führen Sie die Übung dann mit dem linken Fuß durch.

Anschließend rollt sie von der Körpermitte aus zum Unterbauch. Die Hände legen Sie unter den Bauchnabel. Fokussieren Sie sich dabei auf die Verbindung der Hände zum Bauch, und kreisen Sie die Hände im Uhrzeigersinn über den Bauch. Führen Sie die Arme zurück in die Ausgangsposition, atmen Sie 10-mal ein und aus.

Yoga

Yoga ist eine sanfte Bewegungsmethode, die sich bei vielen gesundheitlichen Problemen bewährt hat, auch bei Schwindel. Im Allgemeinen kommt es durch Yoga zu einer verbesserten Durchblutung der inneren Organe und Beseitigung von Verspannungen einschließlich des Nackens. Auch auf die Muskeln zeigt sich ein positiver Effekt, indem diese geschmeidiger werden. Möglich wird dies durch sanfte Körper-, Dehnungs- und Atemübungen. Mit Yoga gelingt es vielen Betroffenen, sich ausgeglichener und mehr geerdet zu fühlen, und das trotz der Schwindelproblematik. Auch die Förderung des Gleichgewichts kann durch regelmäßige Yogaübungen erreicht werden. Erfahrungen gehen davon aus, dass tägliches 30-minütiges Üben zu einer nachhaltigen Linderung von Schwindel führen kann.

Da Schwindelattacken jederzeit auftreten können, sind bestimmte Vorsichtsmaßnahmen zu beachten. Hierfür werden erholsame Posen durchgeführt, und die eine oder andere Übung wird modifiziert. Ratsam ist auch, dass man anfangs nahe an der Wand übt, um ein Gefühl für die Körperhaltungen zu bekommen. Wenn man sich in vorwärts gewinkelten Posen befindet, sollte man langsam aufstehen oder sitzen. Der Kopf sollte nicht nach oben gestreckt werden, sondern wird stattdessen geradeaus gerichtet. Posen, bei denen der Nacken gebeugt wird, können Schwindel auslösen, insofern sollten diese Übungen ausbleiben. Desweiteren sollten Übungen abgeändert werden, die zu einem Druck auf den Hals führen können. Halten Sie außerdem nicht den Atem an.

Kommt es trotz der Vorsichtsmaßnahmen zu Schwindel, stoppt man die Übung sofort und setzt sich langsam hin.

Yoga kann man in entsprechenden Studios und Online-Kursen lernen. Anfangs bedarf es regelmäßiger Übung. Vor dem Start sollte man mit dem behan-delnden Arzt Rücksprache halten. Auch der Yogalehrer sollte über die Schwin-delproblematik informiert werden, damit dieser die notwendigen modifizierten Posen anweisen kann.

Feldenkraismethode

Eine weniger bekannte sanfte Bewegungsart, die bei Schwindel zum Einsatz kommen kann, ist die sogenannte Feldenkraismethode. Sie wurde von dem gleichnamigen Moshé Feldenkrais entwickelt mit dem Ziel, bereits bestehende Symptome zu lindern und neue Erkrankungen zu verhindern. Dies soll dadurch gelingen, indem ungünstige Angewohnheiten und falsche Körperhaltungen bewusst gemacht werden und durch einen Umlernprozess neu programmiert werden. So wird durch eine bewusstere Selbstwahrnehmung von passiv und aktiv durchgeführten Bewegungen eine verbesserte Stabilität und Beweglichkeit erreicht. Die Durchführung der Übungen erfolgt unter fachmännischer Anleitung eines Feldenkrais-Therapeuten. Dieser führt die Bewegungen des Patienten und regt ihn an, Veränderungen seiner inneren und äußeren Haltung zu erkennen. Es geht dabei um kleine und sanfte Bewegung, die in Verbindung mit einer gewissen Aufmerksamkeit erfolgt, sodass der Teilnehmer feine Unterschiede in der Bewegung wahrnimmt.

Entspannungsübungen

Übungen im Sitzen

Dehnung von Hals- und Nackenmuskulatur

Greifen Sie mit der rechten Hand über Ihren Kopf und fassen Sie das linke Ohr an. Ziehen Sie den Kopf langsam nach rechts. Dabei ziehen Sie die linke Hand und die Schulter ganz langsam nach unten. Die Übung auf der anderen Körperseite wiederholen.

Entspannung der Rückenmuskulatur

Setzen Sie sich auf einen Stuhl, sodass die Beine in Grätschstellung auf dem Boden stehen. Der Kopf hängt dabei locker nach vorne. Dann völlig entspannt Wirbel für Wirbel nach vorne abrollen bis der Oberkörper auf den Oberschenkeln ankommt. Verharren Sie eine Weile in dieser Position. Ein paar Mal tief ein- und ausatmen, dann langsam wieder nach oben richten. Dehnen, räkeln und strecken Sie sich zum Abschluss.

Kräftigung der Schulter- und Brustmuskulatur

Falten Sie Ihre Hände zusammen und drücken Sie sie kräftig gegeneinander, heben Sie die Schultern dabei nicht nach oben. Halten Sie diese gespannte Haltung etwa fünf Sekunden. Lassen Sie jetzt los und entspannen Sie sich. Wiederholen Sie die Übung einige Male.

Übungen im Stehen

Kräftigung der Oberschenkelmuskulatur

Stellen Sie sich mit dem Rücken so an die Wand, dass die Beine mit etwas Abstand von der Wand in grätschender Position stehen. Dann mit dem Oberkörper und angewinkelten Beinen bis zur Sitzstellung herunterrutschen und etwa 5 Sekunden so verbleiben. Wiederholen Sie die Übung so oft Sie mögen. Zwischendurch die Beine lockern.

Mobilisation der Wirbelsäule

Stellen Sie sich mit schulterbreit geöffneten Beinen hin. Ziehen Sie das Kinn zur Brust und bleiben Sie zehn Sekunden lang in dieser Stellung. Dann langsam Wirbel für Wirbel nach vorne abrollen. Entspannen Sie sich in dieser Haltung und richten Sie sich danach langsam wieder auf. Wiederholen Sie diese Übung einige Male.

Die Waden dehnen und den Rücken strecken

Gehen Sie in den Ausfallschritt, die Füße stellen Sie dabei parallel. Das Gewicht wird auf das vordere Bein verlagert und die Fersen fest auf den Boden gestemmt. Der Bauch wird nach innen gezogen. Als Verlängerung der Wirbelsäule werden die Arme nach oben gestreckt und gedehnt. Wechseln Sie die Seite und wiederholen Sie die Übung zwei- bis dreimal.

Anspannen – Entspannen

Diese Übung können Sie auch im Stehen und immer mal zwischendurch praktizieren. Sinnvoll ist aber, in einer bequemen Haltung, am besten auf dem Rücken liegend, anzufangen. Legen Sie sich bequem hin und schließen Sie Ihre Augen. Atmen Sie ruhig und locker in den Bauch.

Rechter Arm:

Fokussieren Sie sich einige Atemzüge lang auf den rechten Arm. Wenn Sie Linkshänder sind, können Sie mit links beginnen. Wie fühlt sich Ihr Arm an? Ist er warm oder kalt? Atmen Sie tief ein, bilden Sie dann eine Faust. Dann spannen Sie den ganzen Arm kraftvoll an, so lange Sie können. Dabei nicht ausatmen. Wichtig ist, dass der restliche Körper locker bleibt. Dann gleichzeitig ausatmen und die Spannung lösen. Konzentrieren Sie sich auf den rechten Arm. Wie fühlt er sich jetzt an? Spüren Sie einen Unterschied zum Anfang?

Linker Arm:

Konzentrieren Sie sich jetzt auf Ihren linken Arm. Wie fühlt er sich an? Ist er kalt oder warm? Tief einatmen und eine Faust bilden. Dann den ganzen Arm kraftvoll anspannen. So lange anhalten wie möglich und dabei nicht ausatmen. Die Spannung lösen und gleichzeitig ausatmen. Konzentrieren Sie sich auf den linken Arm. Wie fühlt er sich jetzt an? Spüren Sie einen Unterschied zum Anfang?

Rechtes Bein:

Konzentrieren Sie sich auf das rechte Bein. Wie fühlt es sich an?

Tief einatmen und das Bein leicht anheben. Die Fußspitzen werden leicht gestreckt. Das gesamte Bein wird so lange und kraftvoll angespannt wie möglich. Dabei nicht ausatmen. Die Spannung lösen und gleichzeitig ausatmen. Konzentrieren Sie sich auf das rechte Bein. Wie fühlt es sich jetzt an? Spüren Sie einen Unterschied zum Anfang?

Linkes Bein:

Konzentrieren Sie sich jetzt auf das linke Bein. Wie fühlt es sich an? Tief einatmen und das Bein leicht anheben. Die Fußspitzen werden leicht gestreckt. Das gesamte Bein wird so lange und kraftvoll angespannt wie möglich. Dabei nicht ausatmen.

Die Spannung lösen und gleichzeitig ausatmen. Konzentrieren Sie sich auf das linke Bein. Wie fühlt es sich jetzt an? Spüren Sie einen Unterschied zum Anfang?

Bauch:

Konzentrieren Sie sich jetzt auf den Bauch. Was spüren Sie? Wie fühlt er sich an? Dann tief einatmen bis sich der Bauch spürbar wölbt. Den Bauch so lange und kraftvoll wie möglich anspannen ohne auszuatmen. Die Spannung lösen und dabei ausatmen. Konzentrieren Sie sich auf den Bauch. Wie fühlt er sich jetzt an? Spüren Sie einen Unterschied zum Anfang?

Gesicht:

Konzentrieren Sie sich auf das Gesicht. Wie fühlt es sich an? Dann tief einatmen und so kraftvoll und lange wie möglich anspannen. Dabei Stirn und Nase kräuseln, Mund und Augen fest zusammenpressen. Die Anspannung lösen und ausatmen. Konzentrieren Sie sich auf das Gesicht. Wie fühlt es sich jetzt an? Spüren Sie einen Unterschied zum Anfang? Die Anspannung lösen und ausatmen. Konzentrieren Sie sich auf das Gesicht. Wie fühlt es sich jetzt an? Spüren Sie einen Unterschied zum Anfang?

Vorbereitung für Ihren Arztbesuch

Wie Sie sicherlich längst aus eigener Erfahrung wissen, ist die Zeit in Arztpraxen äußerst knapp. So ist man gut beraten, sich im Vorfeld möglichst gut auf den Termin vorzubereiten. Dies erleichtert eine gezieltere Diagnostik und dementsprechend auch eine erfolgversprechende Behandlung. Außerdem sorgen Sie damit vor, dass möglichst alle die Fragen beantwortet werden, die Sie beschäftigen.

Machen Sie sich am besten vorher ausführliche Notizen, die Sie zu Ihrem Termin mitnehmen. Denn in der Hektik, und vielleicht auch in der Aufregung, vergisst man dann schnell die eine oder andere Frage. Schreiben Sie zuerst die wichtigsten Fragen auf, und setzen Sie die weniger wichtigen ans Ende Ihrer Auflistung. Denn falls die Zeit im Behandlungszimmer doch zu knapp sein sollte, bekommen Sie wenigstens die wichtigsten Fragen beantwortet. Sollten Sie die eine oder andere Antwort nicht verstehen, fragen Sie ungeniert nach. Scheuen Sie sich dabei nicht, auch mal nach der deutschen Übersetzung des medizinischen Fachbegriffes zu fragen. Denn was hilft es Ihnen, wenn Sie die Hälfte gar nicht verstehen, der Arzt es aber gar nicht bemerkt?
Je besser und ausführlicher Ihre Liste vorbereitet ist, desto erfolgreicher und zufriedenstellender wird für Sie der Arztbesuch verlaufen.

Mit diesen Tipps holen Sie das Beste aus Ihrem Arztbesuch heraus:

- Fragen Sie die Arzthelferin ein paar Tage vor Ihrem Termin, ob bestimmte Vorbereitungen Ihrerseits erforderlich sind. Dies kann z. B. bedeuten, dass Sie bestimmte Medikamente oder Nahrungsmittel kurzfristig nicht zu sich nehmen sollen.

- Bringen Sie eine Liste aller Medikamente und Nahrungsergänzungsmittel mit. Auch das Mitbringen der Beipackzettel kann hilfreich sein, denn manchmal verbirgt sich im Kleingedruckten, dass als unerwünschte Nebenwirkungen Schwindelattacken auftreten können.

- Schreiben Sie auf, wie Sie sich während einer Schwindelattacke fühlen. Fühlen Sie sich wie in einem Raum, der sich dreht, oder haben Sie den Eindruck, Sie würden hinfallen? Die genaue Beschreibung des Schwindels ist für den Arzt eine wertvolle Hilfestellung in der Diagnostik.

- Notieren Sie alle weiteren gesundheitlichen Beschwerden, auch wenn sie vordergründig gar nicht mit dem Schwindel in Zusammenhang zu stehen scheinen. Haben Sie z. B. häufig Verdauungsstörungen, Kopfschmerzen, Konzentrationsstörungen, feuchte kalte Hände oder sind Sie oftmals unerklärlich müde? Oder sind Sie ängstlich oder depressiv? Je genauer Sie Ihren gesundheitlichen Zustand beschreiben, desto hilfreicher sind Ihre Informationen für den Arzt. Notieren Sie auch, wenn es in letzter Zeit zu Veränderungen in Ihrem Leben gekommen ist wie etwa ein Wohnortwechsel, Trauerfall in der Familie oder Arbeitsplatzverlust.

- Haben Sie noch bestimmte Fragen an Ihren Arzt? Schreiben Sie jede Frage auf, denn Sie ärgern sich, wenn Sie zu Hause feststellen, dass Sie vergessen haben, etwas Wichtiges zu fragen.

Fragen, die für die Diagnostik und Therapie des Schwindels wichtig sein können, sind beispielsweise die folgenden:

- Was könnte die Ursache für den Schwindel sein?
- Welche Untersuchungen werden durchgeführt?
- Welche Behandlungsmethoden sind am erfolgreichsten?
- Wie sind die Erfolgsaussichten auf dauerhafte Linderung des Schwindels?
- Gibt es irgendwelche Einschränkungen aufgrund des Schwindels wie z. B. Autofahren oder im Arbeitsalltag?
- Welche Nebenwirkungen können aufgrund eventuell verschriebener Medikamente auftreten?
- Gibt es nebenwirkungsfreie Alternativen aus der Naturheilkunde?
- Ist es erforderlich, außerdem noch einen Spezialisten wie einen Hals-Nasen-Ohren-Arzt oder Neurologen aufzusuchen?

Auch der Arzt wird zur Abklärung der Ursache einige Dinge von Ihnen wissen wollen wie beispielsweise:

- Ist der Schwindel permanent, oder tritt er phasenweise auf?
- Haben Sie eine Vermutung, was den Schwindel auslösen könnte?
- Wann genau treten die Schwindelanfälle auf (welche Situationen, Tageszeit)?
- Haben Sie während des Schwindels das Gefühl, dass sich der Raum dreht oder dass Sie das Gleichgewicht verlieren?
- Verstärkt sich der Schwindel, wenn Sie nach oben schauen?
- Fühlen Sie sich während des Schwindels benommen?
- Wie lange dauert eine Schwindelattacke an, und wie oft kommt sie vor?
- Verändert sich Ihr Sehvermögen vor oder während des Schwindels?
- Sind Nahrungsmittelunverträglichkeiten bekannt?
- Verschlimmert sich der Schwindel, wenn Sie den Kopf (schnell) bewegen?
- Wird der Schwindel stärker, wenn Sie mit dem Kopf nicken?
- Tritt der Schwindel auf, wenn Sie über Kopf arbeiten?
- Gibt es eine medizinische Vorgeschichte, die relevant sein könnte für die Schwindelanfälle?
- Beeinträchtigt Sie der Schwindel in Ihrem Berufsalltag?
- Sind Sie in Ihren Freizeitaktivitäten aufgrund des Schwindels eingeschränkt?
- Können Sie Ihren Alltag ohne Probleme und Unterstützung alleine bewältigen?
- Ist es Ihnen unangenehm, wenn Ihre Mitmenschen Sie auf Gangunsicherheiten ansprechen?
- Wird Ihr Schwindel durch Ohrgeräusche begleitet oder haben Sie Probleme beim Hören?
- Tritt der Schwindel auf, wenn Sie sich im Bett drehen?
- Welche Medikamente und Nahrungsergänzungsmittel nehmen Sie ein?
- Gibt es eine auffällige Erkrankung in Ihrer Familie, die einen Hinweis auf die Schwindelursache geben könnte?
- Wird der Schwindel stärker, wenn Sie sich auf einem Bürgersteig an einer stark befahrenen Straße befinden?
- Können Sie aufgrund des Schwindels das Haus nur in Begleitung verlassen?

Gibt es vorbeugende Maßnahmen gegen Schwindel?

Generell sollte man Lärm meiden. Es ist heute bekannt, dass das Gleichgewichtsorgan durch alltäglichen Lärm geschädigt werden kann, ganz ähnlich wie das Hörorgan. Sollte man bereits unter Schwindel leiden, kann man seine Ohren vor Lärm schützen, indem man Ohrstöpsel trägt, oder Watte in die Ohren steckt. Ist der Schwindel durch Verspannungen im Nacken und in der Schulterpartie bedingt, sind andere vorbeugende Maßnahmen einzuleiten.

Bei allen sitzenden Tätigkeiten, ob am Schreibtisch, im Auto oder vorm Fernseher, sollten regelmäßig Pausen eingelegt werden. Abrupte Drehbewegungen des Kopfes sollten gemieden werden. Beim Liegen hilft ein kleines Kissen im Nackenbereich. Gezielte Entspannungsübungen können Verspannungen und daraus resultierendem Schwindel vorbeugen. Diese lassen sich auch am Schreibtisch, also im Büro am Arbeitsplatz, zwischendurch durchführen. Da der Schwindel in der Regel mit zunehmendem Alter zunimmt, sollten zur Vorbeugung auch andere Punkte beachtet werden. So ist bei Diabetikern die Einstellung des Blutzuckers zu überprüfen.

Ganz unabhängig vom Alter lässt sich Schwindel besonders gut vorbeugen, indem man regelmäßig Sport treibt, denn dieser schult die Koordination und das Gleichgewicht, und trainiert die Kraft.

Schwindeltagebuch

In einem Tagebuch wird über einen längeren Zeitraum der Schwindel dokumentiert. Es hilft dem Arzt, bestimmte Muster auch langfristig zu erkennen, um gegebenenfalls die Ursache für den Schwindel herauszufinden und die Therapie effizienter gestalten zu können. Es ist wichtig, das Tagebuch während des Alltags zu führen und nicht während einer Phase, in der Ausnahmesituationen bestehen wie beispielsweise im Urlaub, Krankenhaus oder während eines Umzugs. Ansonsten besteht die Gefahr, dass es zu verzerrten Auswertungen kommt, und die helfen nicht unbedingt weiter bei der Ursachenfindung.

Art des Schwindels, Auslöser	Dauer	Weitere Symptome	Medikamente, Therapie	Datum und Uhrzeit

Tipp: kopieren Sie sich diese Seite für jede Woche im DINA4-Format.

Art des Schwindels und Auslöser - Spalte 1

z. B. Drehschwindel, Lagerungsschwindel, Gangunsicherheit, Benommenheitsschwindel, Kopfbewegung, Aufstehen

Dauer - Spalte 2

z. B. 1 Minute

Weitere Symptome - Spalte 3:
z. B. Kopfschmerzen, Übelkeit, Herzrasen, Hörstörungen, Lichtempfindlichkeit

Medikamente, Therapie - Spalte 4:
z. B. Schmerzmittel, Blutdruckmedikament, Hinlegen

Datum und Uhrzeit - Spalte 5:
Datum mit Uhrzeit z. B. 02.11.2017, 8.40 Uhr

Art des Schwindels, Auslöser	**Dauer**	**Weitere Symptome**	**Medikamen-te, Therapie**	**Datum und Uhrzeit**

Hinweise für den Leser

Alle Angaben in diesem Buch wurden nach bestem Wissen und mit größter Sorgfalt erstellt. Die Angaben und Empfehlungen erfolgen ohne Verpflichtung oder Garantie der Autorin. Sie und der Verlag übernehmen keine Verantwortung und Haftung für Personen-, Sach- und Vermögensschäden aus der Anwendung der hier erteilten Ratschläge. Dieses Buch hat nicht die Absicht und erweckt nicht den Anspruch, eine ärztliche Behandlung zu ersetzen. Ausdrücklich wird empfohlen, eine medizinische Diagnose vom Therapeuten einzuholen und eine entsprechende Therapiebegleitung durchzuführen. Einige der vorgestellten Maßnahmen weichen von der gängigen medizinischen Lehrmeinung ab, und resultieren aus der Erfahrungsheilkunde. Es wird ausdrücklich darauf hingewiesen, dass mit diesem Buch keine erfüllbaren Hoffnungen erweckt werden, die eventuelle Heilerfolge erwarten lassen können.